Für die Liebe meines Lebens.
~ Melanie ~

3 tage für mich, sind 1 leben für dich

von Melanie und Markus Maria Bachbauer

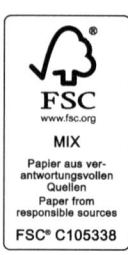

Bibliografische Information der Deutschen Nationalbibliothek:
Die Deutsche Nationalbibliothek verzeichnet diese Publikation in der
Deutschen Nationalbibliografie; detaillierte bibliografische Daten sind im
Internet über dnb.dnb.de abrufbar.

Titelbild: Markus Maria Bachbauer
Bilder: Markus Maria Bachbauer

Herstellung und Verlag: BoD, Books on Demand, Norderstedt

ISBN: 978-3-7481-8472-0

INHALTSVERZEICHNIS

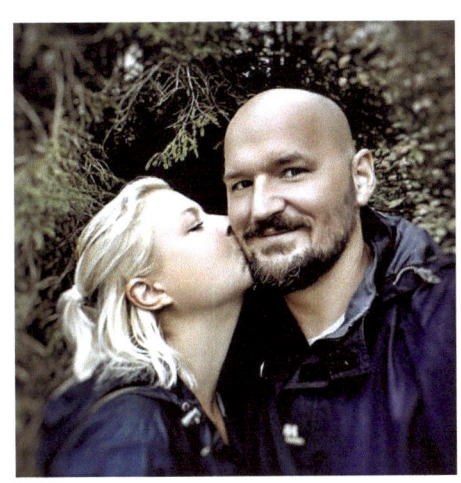

Der Autor

Markus M. Bachbauer ist sogenannter „Knochenmarkspender" und möchte an Hand seiner Erlebnisse (s)einen kleinen Teil zur Aufklärung beitragen. Kommentare und Anregungen können Sie über folgende Internetseite einsteuern:

http://kms.bachbauer.eu

Dieses Werk soll keinen akademischen oder wissenschaftlichen Standards genügen, sondern viel mehr potentiellen Spendern die Angst vor dem Ungewissen nehmen und zielt daher auf ein breit gefächertes Publikum. Damit das Werk nicht zu trocken wird, wurde es absichtlich kurz und einfach gehalten sowie mit bunten Illustrationen garniert.

Alle in diesem Dokument enthaltenen Informationen wurden nach bestem Wissen und Gewissen zusammengestellt. Dennoch sind Fehler nicht ganz auszuschließen. Aus diesem

Grund sind die im vorliegenden Dokument enthaltenen Informationen mit keiner Verpflichtung oder Garantie irgendeiner Art verbunden. Der Autor übernimmt infolgedessen keine Verantwortung und wird keine daraus folgende oder sonstige Haftung übernehmen, die auf irgendeine Art aus der Benutzung dieser Informationen oder – oder Teilen davon – entsteht, auch nicht für die Verletzungen von Patentrechten, die daraus resultieren können.

Ebenso wenig übernimmt der Autor die Gewähr dafür, dass die beschriebenen Verfahren usw. frei von Schutzrechten Dritter sind. Die Wiedergabe von Gebrauchsnamen, Handelsnamen, Warenbezeichnungen usw. in diesem Werk berechtigt also auch ohne besondere Kennzeichnung nicht zu der Annahme, dass solche Namen in Sinne der Warenzeichen- und Markenschutz-Gesetzgebung als frei zu betrachten wären und daher von jedermann benutzt werden dürften.

Knochenmarkentnahme

Ein unglaublich schmerzhafter Eingriff ohne Betäubung bei welchem durch das Fleisch direkt in die Wirbelsäule gebohrt und dabei das heiß begehrte Knochenmark abgeschabt wird.

Knochenmarkspender

Ein heroischer Typ, der unglaubliche Schmerzen aushalten kann und seine eigene Gesundheit hinten anstellt - schließlich kann man bei einer Bohrung in die Wirbelsäule durchaus gelähmt werden, wenn nicht sogar sterben.

Spaß bei Seite. So oder so ähnlich stellen sich viele Leute eine Knochenmarktransplantation bzw. Knochenmarkentnahme vor. Zumindest in meinem Umfeld. Wenn ich ehrlich bin, wusste ich es auch nicht besser, denn wer beschäftigt sich denn schon mit einem Thema, welches ihn nicht direkt betrifft? Genau, kaum jemand. Dass die Knochenmarkentnahme nicht annähernd so heroisch und schmerzhaft ist wie zuvor geschrieben, möchte ich Ihnen in den folgenden Zeilen und an Hand meiner Geschichte nahelegen.

Danke ...

... an Melanie, Sven, Henrik, und Thomas fürs Korrekturlesen. Wenn jetzt noch ein Fehler drinnen ist, seid ganz klar ihr schuld!

... an Melanie für dein Durchhaltevermögen, deine Geduld und vor allem deine Liebe - und das auch noch nach 15 Jahren.

... an meine Eltern Christine und Albert bzw. auch bekannt als Mum und Dad, für eure Erziehung und euer Verständnis bezüglich meiner spärlichen Besuche.

... an meine Schwiegereltern Lissi und Adi für die Zusprüche und Unterstützung.

... an Katja und Sven für das Genesungspaket dafür, dass sie unsere besten gemeinsamen Freunde sind.

... an die DMKS, besonders Frau Spindler, für die unproblematische Abwicklung.

... an die Blutsauger bzw. das Klinikpersonal für die nette Betreuung und Stiche in meinen Beckenkamm.

... Thomas Stammwitz für die Lektion meines Lebens!

Es scheint immer unmöglich,
bis es dann fertig ist.

- Nelson Mandela

Mit dem Tod habe ich nichts zu schaffen. Bin ich, ist er nicht. Ist er, bin ich nicht.

- Epikur von Samos

Einleitung

Mein Name ist Markus Maria Bachbauer und ich habe mich 2011 auf Grund einer firmeninternen Aktion der Deutschen Knochenmarkspenderdatei (DKMS) zur Registrierung entschieden. Damals suchte man für einen Kollegen der MTU Aero Engines – allerdings eines anderen Standortes - einen geeigneten Spender. Bis zu dieser Aktion hatte ich mich noch nie wirklich mit dem Thema Knochenmarkspende beschäftigt - warum auch, es betrifft mich und mein Umfeld nicht. Auf Grund meiner Erziehung war ich mit mir im Inneren darüber einig, wenn mich oder mein Knochenmark jemand brauchen würde, dann wird es eine Selbstverständlichkeit sein zu helfen. Trotzdem habe ich es aus eigenem Interesse nicht geschafft mich zu registrieren.

Es war also der „Zufall" (den es nach meiner Denkweise nicht gibt), welcher mir die Möglichkeit gab, ein Leben zu retten. Ich ließ mich also erst einmal registrieren und holte mir danach Informationen zu dem Thema ein - denn jetzt würde es keinen Rückzieher mehr geben und da wollte ich (oder mein Selbsterhaltungstrieb) dann doch wissen auf was ich mich einlassen werde.

Nichts ist einfacher, als sich schwierig auszudrücken, und nichts ist schwieriger, als sich einfach auszudrücken.

- Karl H. Waggerl

Die Registrierung

Nachdem sich die DKMS bei uns in der Firma angekündigt hatte und auch einer unserer Direktoren Werbung im Intranet dafür machte, entschieden einige Kollegen und ich, zur Registrierung zu gehen. So einfach wie jetzt wird es wohl so schnell nicht wieder - dachte zumindest ich. Heute, einige Monate schlauer, weiß ich, es geht noch viel einfacher als zu diesem Zeitpunkt. Denn meine Frau Melanie hat sich ebenfalls bei der DKMS registrieren lassen - und zwar über das Internet. Sie hat sich dort als potentielle Spenderin angemeldet, bekam ein Wattestäbchen zur Speichelaufnahme per Post zugeschickt und musste nur der Anleitung folgen bzw. das „angesabberte" Wattestäbchen zurückschicken. Eine Registrierung ist einfach, unkompliziert, kann über das Internet beantragt werden und ist mit keinerlei Verpflichtungen oder Schmerzen verbunden.

Damit ist dann vorerst alles erledigt. Hätte ich das gewusst, hätte ich mich wohl schon früher zu einer Registrierung entschieden. Bei der Aktion in meiner Firma wollte man es jedoch bereits genauer wissen. Man musste einen kurzen Anamnesebogen ausfüllen und dann wurde jedem von uns Blut abgenommen. Das lief leider nicht ganz so gut wie ich das bisher von meinem Hausarzt gewohnt war. Man schickte mich immer wieder aus dem Behandlungszimmer, weil keine Adern zu sehen waren.

Ich solle zwischenzeitlich doch ein wenig mit der Faust „pumpen" und noch einmal etwas trinken um meine Adern nach außen zu treiben bzw. sichtbar zu machen. Lustigerweise stehen meine Adern fast immer hervor, nur wenn es um eine Blutentnahme geht, dann ist keine Einzige zu sehen - da wird wohl die Aufregung mitspielen. Die Blutentnahmen fanden in mehreren Zimmern statt und ich saß mittlerweile ein wenig belämmert auf einer Bank vor diesen Zimmern, winkte meinen Kollegen, welche wieder zurück zu ihren Arbeitsplätzen gingen, und war ein wenig frustriert.

Plötzlich stand eine kleine asiatische Frau neben mir und fragte mich warum ich hier sitze. Ich sagte ihr, dass nach mehreren Sichtungen und Tastversuchen anscheinend niemand in der Lage sei Blut abzunehmen. Sie lachte nur und nahm mich mit in ihr Zimmer. Dann entnahm sie mir endlich Blut ohne großartig nach einer Ader zu suchen. „Das ist ganz einfach, wenn man es kann", lachte sie und ich konnte endlich gehen. Zurück bei meinen Kollegen stellte ich dann fest, dass jeder einen Ansteckpin in Form eines roten Puzzleteils - das Logo der DKMS - erhalten hatte, nur ich nicht. Na ja, ich würde mir dann einen geben lassen, wenn ich mal in die Situation einer richtigen Spende kommen sollte.

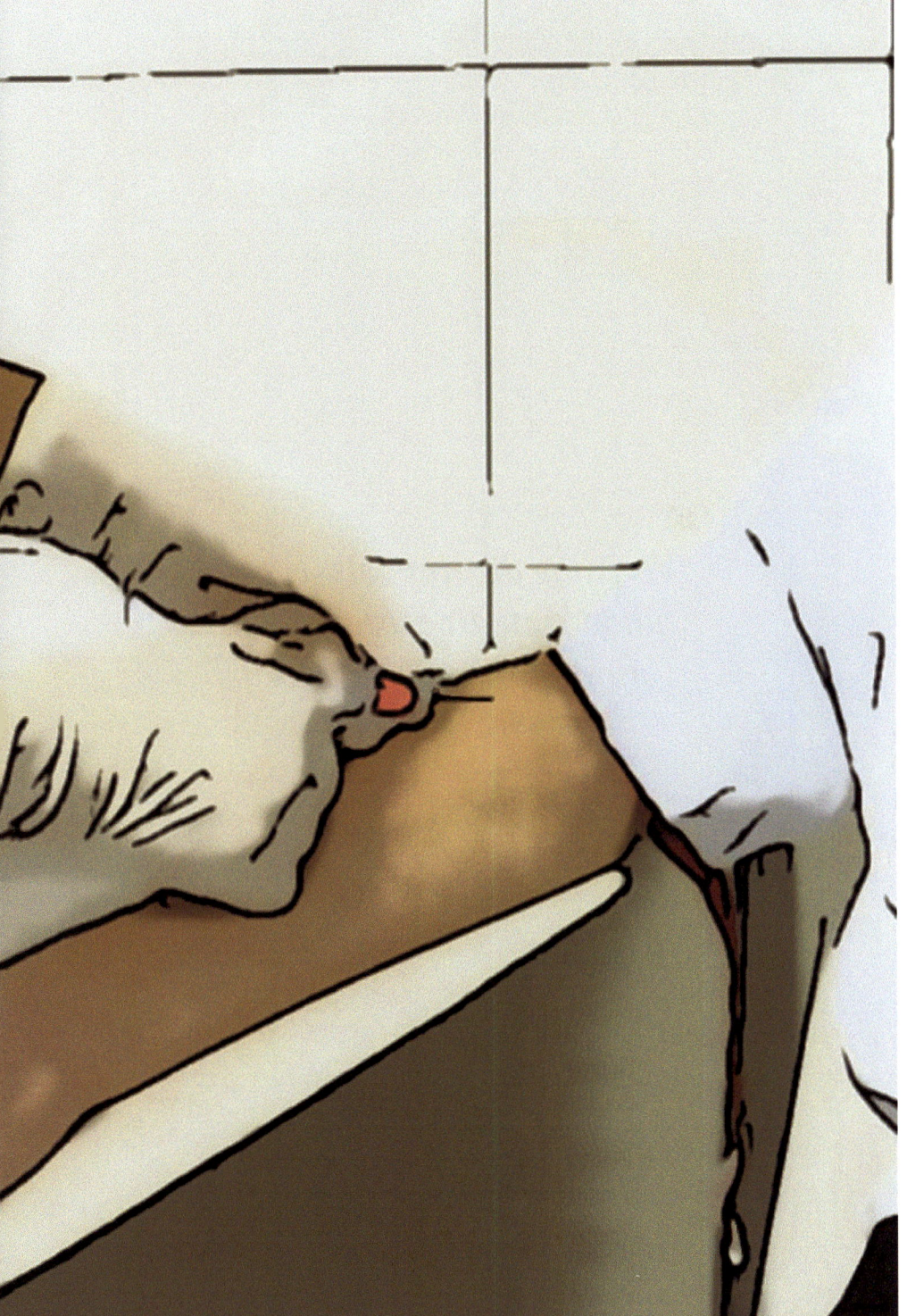

Vertraue dir nur selbst, wenn andere an dir zweifeln, aber nimm ihnen ihren Zweifel nicht übel.

- Rudyard

So schnell kann es gehen

Wenige Monate später erhielt ich einen Brief von der DKMS. Darin stand, dass ich potentiell als Spender in Frage käme und sie gerne weitere Tests durchführen würden. Ich bekam eine Anleitung für meinen Hausarzt, welcher mir Blut abnehmen und dieses dann an ein bestimmtes Labor schicken sollte. Soweit so gut. Mein Hausarzt war natürlich begeistert und befürwortete die Aktion ohne weiteres. In dem Schreiben der DKMS stand auch, dass die Auswertung ca. 10 Wochen dauern wird und sie mich dann wieder kontaktieren würden. So war es dann auch. Ich kann nicht mehr genau sagen ob es neun, zehn oder elf Wochen waren, jedoch erhielt ich dann erneut ein Schreiben gefolgt von einem Anruf. Auf meiner Mailbox sprach Frau Spindler von der DKMS. Ich komme als Spender in Frage. Ups, doch so schnell! Ich ließ die Nachricht ein wenig sacken und informierte kurz darauf Melanie.

„Willst du das wirklich machen?", fragte sie mich besorgt und mit kritischem Blick.

Sie hatte sich ja selbst registrieren lassen und fand, dass die Knochenmarkspende eine „Gute Sache" ist, jedoch war ich es der jetzt Knochenmark spenden sollte und das passte ihr nicht wirklich. Sie machte sich Sorgen und mir würde es genau gleich gehen, wenn sie an meiner Stelle wäre. Für sich

19

selbst entscheidet man oft aus der Hüfte ohne an seinen Partner und dessen Ängste und Gefühle zu denken. Sie kannte mich zu dem Zeitpunkt bereits 12 Jahre - wusste daher auch, dass mir die Sache ernst war und verschwendete keine weiteren Fragen und Nerven. Ich rief Frau Spindler zurück und sie klärte mich ausführlich über die nächsten Schritte auf. Sie fragte mich wann ich denn den nächsten Urlaub geplant hätte und wann es von meiner Arbeit aus passen würde. Ich sagte ihr dann, dass ich auf meine Arbeit keine Rücksicht nehmen möchte, denn es gibt schließlich Wichtigeres und die DKMS so schnell wie möglich loslegen kann.

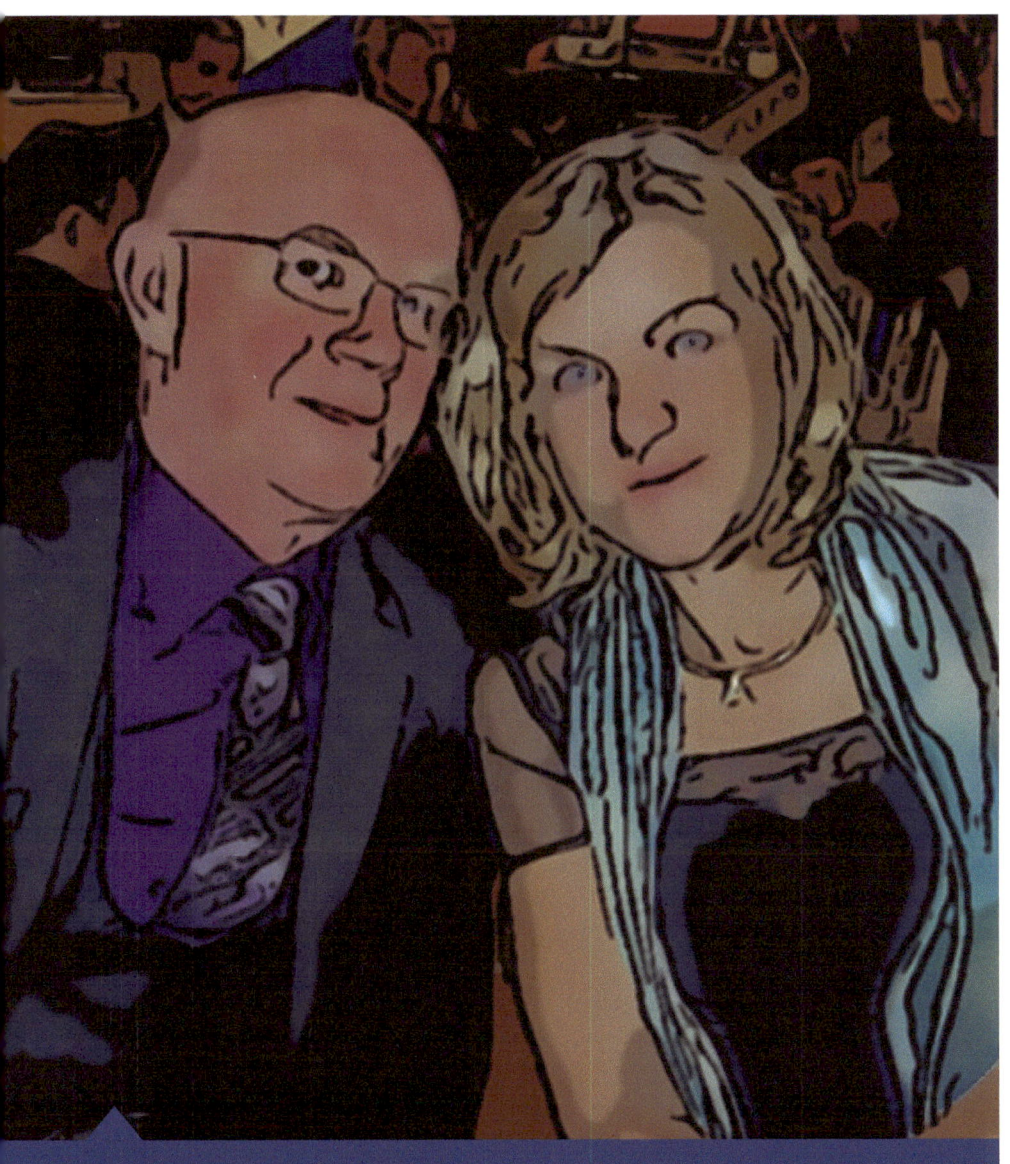

Stark sein bedeutet nicht, nie zu fallen;

stark sein bedeutet Immer wieder aufzustehen

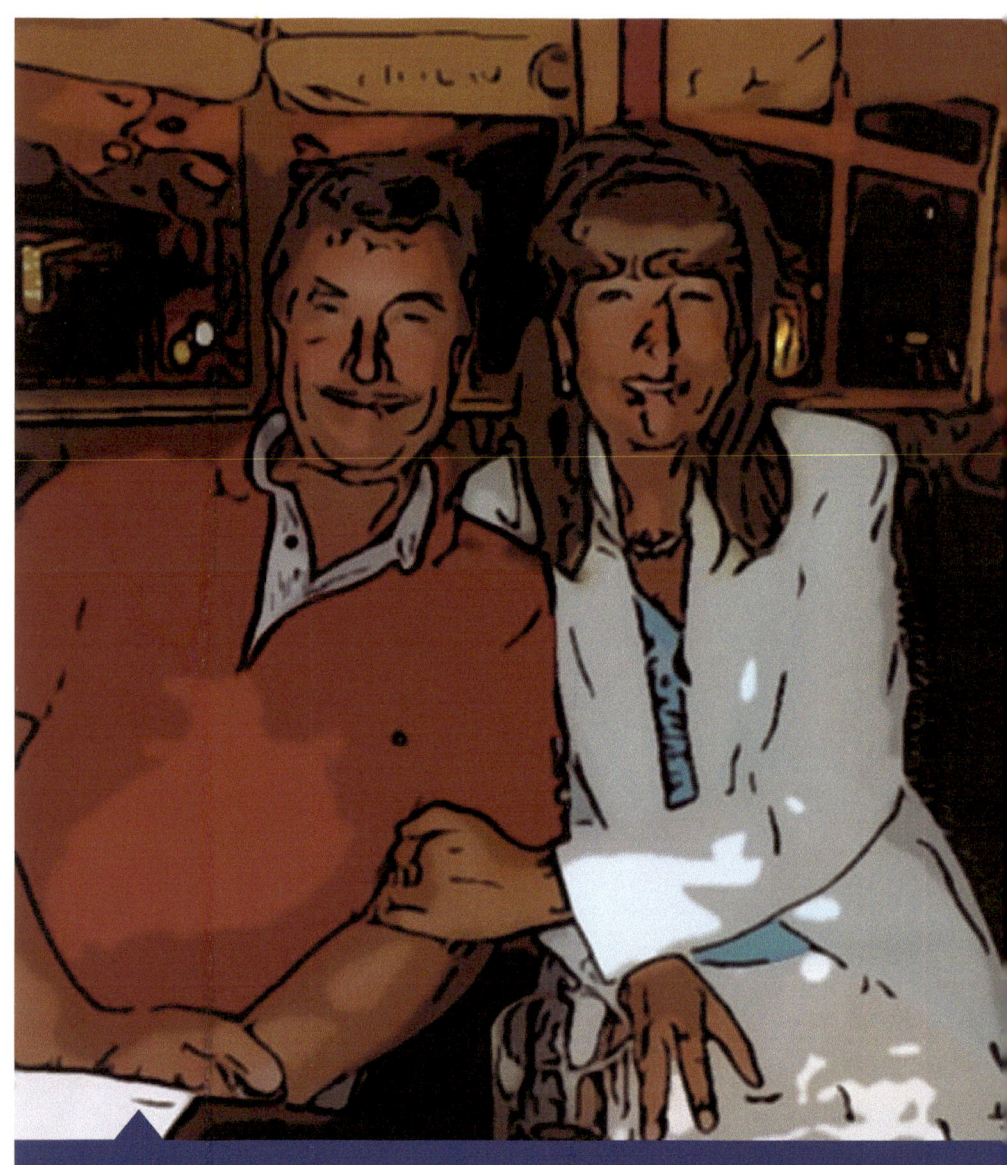

Alles nimmt ein gutes Ende für den,

der warten kann

Wenn Du nicht weißt, wohin
Du gehen willst, Wie kannst
Du dann erwarten, dort anzukommen?

- Basil S. Walsh

Kleine Hürden gibt es immer

Frau Spindler sagte mir am Telefon, dass ich für eine periphere Stammzellenentnahme auf Grund meiner Angabe im Anamneseblatt bezüglich meines seborrhoischem Ekzems nicht in Frage komme, und für mich daher nur die operative Variante zur Verfügung stehe. Zuvor hatten Melanie und ich uns noch darüber unterhalten welche Variante wohl bei mir zum Einsatz kommen würde. In der Broschüre stand, dass zwei Drittel der Spender mit der peripheren Stammzellenentnahme davonkommen und nur einem Drittel eine Operation droht.

Anmerkung der DKMS: neuste Werte sind 80 % Stammzellentnahme zu 20 % Knochenmarkentnahme.

Gute Chancen also um eine Operation herumzukommen - haben wir uns da noch gedacht.

Es gibt zwei Arten, Stammzellen zu spenden: Die Knochenmarkentnahme oder die periphere Stammzellenentnahme. Für die Knochenmarkentnahme ist ein 2-3 tägiger Krankenhausaufenthalt notwendig, da unter Vollnarkose ca. 1 Liter Knochenmark-Blutgemisch aus dem Beckenknochen entnommen wird. Das Knochenmark bildet sich innerhalb von zwei Wochen nach. Bei der peripheren Stammzellenentnahme wird über mehrere Tage ein körpereigener, hormonähnlicher Stoff (Wachstumsfaktor) verabreicht. Das Medikament regt die Produktion von Stammzellen an, welche dann auch ins Blut geschwemmt werden. Ähnlich wie bei einem Dialyse-Verfahren werden die Stammzellen über einen Zellseparator gesammelt. Dieser Vorgang dauert mehrere Stunden und kann über mehrere Tage verteilt sein. Für den Empfänger ist jedoch die direkte Knochenmarkentnahme besser geeignet.

Anmerkung der DKMS: Die Entnahmeart richtet sich nach der Art der Erkrankung des Patienten.

Dazu kann ich nur sagen, dass es unterschiedliche Aussagen von Literatur, DKMS und Ärzten gibt.

Plötzlich kam eine Frage die mir gar nicht gefiel:
„Wäre es ein Problem für Sie, nach Dresden zu kommen?"
Ich war mir nicht sicher ob ich richtig gehört hatte.
„Ich komme aus München", versuchte ich sicherheitshalber zu erwidern.
„Ich weiß, aber wir haben keine Partnerkrankenhäuser in München - eigentlich haben wir auch kaum Partnerkrankenhäuser in Bayern ..."

Jetzt war ich doch ein wenig verblüfft und ich merkte auch, dass mir flau im Magen wurde. Knochenmarkspende ist soweit ok, aber dann noch nicht einmal in meiner Umgebung. München ist doch nicht irgendeine Stadt - ich war bis dahin fest davon ausgegangen, dass es hier wohl mitunter die besten Krankenhäuser und Spezialisten für alle Themen gibt. Es lag aber weniger daran, dass es keine Spezialisten oder Krankenhäuser in München gab, als vielmehr daran, dass man einfach kaum Partner im Raum Bayern hatte. Die DKMS konzentriert sich eben auf Restdeutschland.

„Tut mir leid, aber Dresden kommt nicht in Frage", sagte ich ihr.

„Na gut, wir hätten auch ein Krankenhaus in Nürnberg, allerdings sind dort kaum Betten frei. Wäre das ok für Sie?"

Nürnberg. Das war auch nicht gerade in meiner Nähe aber besser als Dresden. Ich habe nichts gegen Dresden - wie auch - ich kenne die Stadt ja nicht. Es ist sicher eine schöne Stadt, aber wenn ich „operiert" werden soll, dann bitte doch zu Hause oder wenigstens so nah wie möglich.

„Nürnberg ist ok", sagte ich ihr dann halblaut.

Frau Spindler sagte mir dann, dass sie versuche, einen schnellen Termin zu erhalten und dass Sie mich dann wieder anrufen würde.

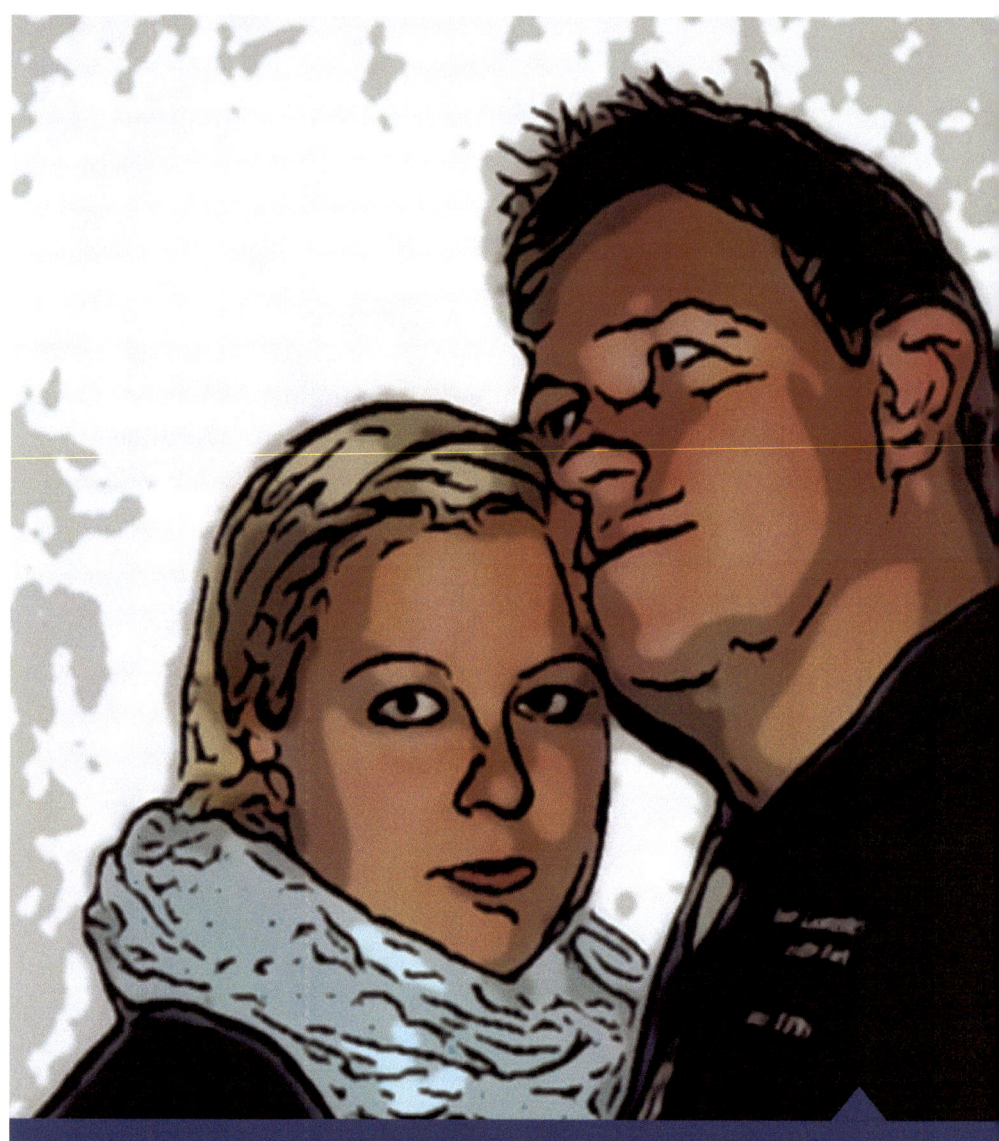

Wende dein Gesicht der Sonne zu,

dann fallen die Schatten hinter dich.

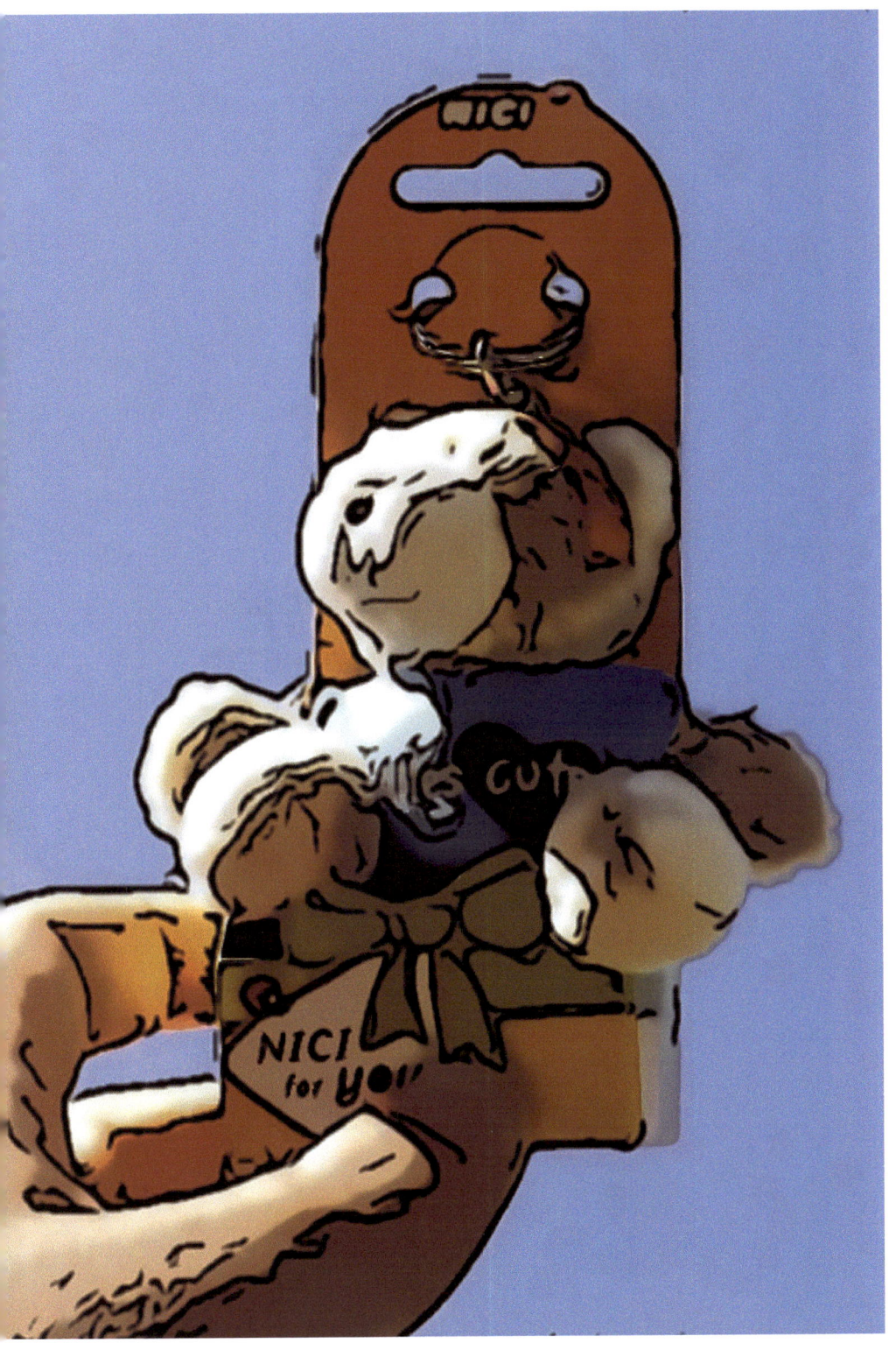

*Gib jedem Tag die Chance,
der schönste deines Lebens
zu werden.*

- Mark Twain

Schatz, ich muss nach Nürnberg

Melanie war nicht begeistert!

„Warum nach Nürnberg? Wir haben doch zig gute Krankenhäuser in München und die können doch sicher auch eine Knochenmarkentnahme durchführen!", sagte sie mit genervter Stimme.

Ich erklärte ihr, was ich von Frau Spindler gesagt bekam und merkte gleichzeitig, dass es mir eigentlich selbst nicht passte.

„Das kann doch nicht sein", dachte ich mir immer und immer wieder.

Vielleicht wollte man es sich hier nur einfach machen? Ich entschloss mich, den Direktor meiner Firma anzurufen. Schließlich hatte er den Bericht im Intranet geschrieben, Erfahrung damit und war selbst wohl kaum in Nürnberg gewesen. Ich konnte mich zumindest nicht daran erinnern, etwas davon in seinem Bericht gelesen zu haben. Gesagt, getan - nur leider konnte ich ihn nicht erreichen. Na gut, dann versuche ich es eben morgen noch mal ...

Eine halbe Stunde später läutete mein Handy. Mit flauem Magen lief ich hin und dachte mir, dass ich gleich einen Termin von der DKMS genannt bekomme. Es war jedoch der Direktor aus meiner Firma. Ich erklärte ihm meine Situation und wollte von ihm wissen, ob er auch in Dresden oder Nürnberg zur Entnahme war. Er sagte mir dann, dass seine Operation in Gauting bei München stattgefunden hat.

„Na also", dachte ich mir erleichtert.

Er fügte jedoch hinzu, dass er nicht bei der DKMS registriert sei, sondern bei der Bayrischen Knochenmarkspenderdatei bzw. Stiftung Aktion Knochenmarkspende Bayern. Er ließ mir die Kontaktdaten zukommen und ich rief bei der DKMS an.

Ich versuchte abzuklären, ob ich denn nicht auch in Gauting operiert werden bzw. die DKMS nicht dort ein Bett für mich reservieren kann - schließlich gäbe es dort ja auch Spezialisten. Die DKMS erklärte mir dann, dass dies leider nicht möglich ist, da es kein Partnerkrankenhaus sei. Sie würden daran arbeiten, weitere Partnerkrankenhäuser in Bayern zu gewinnen, jedoch könne man mir zu diesem Zeitpunkt nichts anderes anbieten.

„Und was ist, wenn ich mich über die Bayrische Knochenmarkspenderdatei registrieren lasse und den Weg nicht über die DKMS gehe?"

Jetzt war es am anderen Ende plötzlich ruhig geworden. Mit dieser Frage hatte man anscheinend nicht unbedingt gerechnet. Vielleicht war ich einfach zu naiv oder es war selbstverständlich, dass so etwas nicht geht.

„Das kann ich Ihnen nicht sofort beantworten", kam es aus dem Hörer. „Ich kläre das mit meiner Vorgesetzten und rufe Sie dann zurück."

Ein kleiner Hoffnungsschimmer flackert auf, währte jedoch nicht lange. Nach wenigen Minuten sagte mir die Frau dann, dass es aus Sicht der DKMS nicht möglich sei zu wechseln und ob ich jetzt trotzdem spenden wolle oder doch nicht mehr.

„Es geht hier um ein Menschenleben", dachte ich mir, „Warum arbeiten diese Vereine dann nicht einfach zusammen?"

Ich überlegte kurz noch einmal und sagte ihr dann, dass ich es trotzdem machen werde.

„Sie können eine Begleitperson mitnehmen und wir übernehmen die Hotelkosten, jedoch muss die Begleitperson Speisen und Getränke selbst bezahlen."

Immerhin ...

„Die Hotelkosten für eine Begleitperson würden übernommen werden", sagte ich zu Melanie verschmitzt.

„Ich komme auf jeden Fall mit - ich lass dich doch da nicht alleine", sagte sie gleich ganz ernst.

„Das erwarte ich aber nicht von dir und es ist ja nur für drei Tage."

„Macht nichts, ich bin dabei!"

Innerlich war es mir natürlich sehr recht, ich wollte ihr aber nicht das Gefühl geben, dass Sie muss oder ich es von ihr erwarten würde. Im Wesentlichen werden eigentlich alle Kosten von der DKMS übernommen. Nur Speisen und Getränke der Begleitperson müssen selbst bezahlt werden. Das ist auch in Ordnung wie wir finden.

Am nächsten Tag rief ich dann trotzdem bei der Bayrischen Knochenmarkspenderdatei an und erkundigte mich über deren Sicht der Dinge. Ich war überrascht als man mir dort sagte, dass man mich zwar gerne aufnehmen würde, jedoch erst nach der Spende und man mich für die aktuelle Spende nicht unterstützen könnte, weil man der DKMS nicht in die Quere kommen möchte. Es sei auch zum Wohl des Patienten, denn man müsste die anfänglichen Tests wiederholen und damit würde sich die Spende vielleicht unnötig hinauszögern. Das war verständlich. Trotzdem hatte ich irgendwie im Gefühl, dass hier auch viel Geld im Spiel ist ...

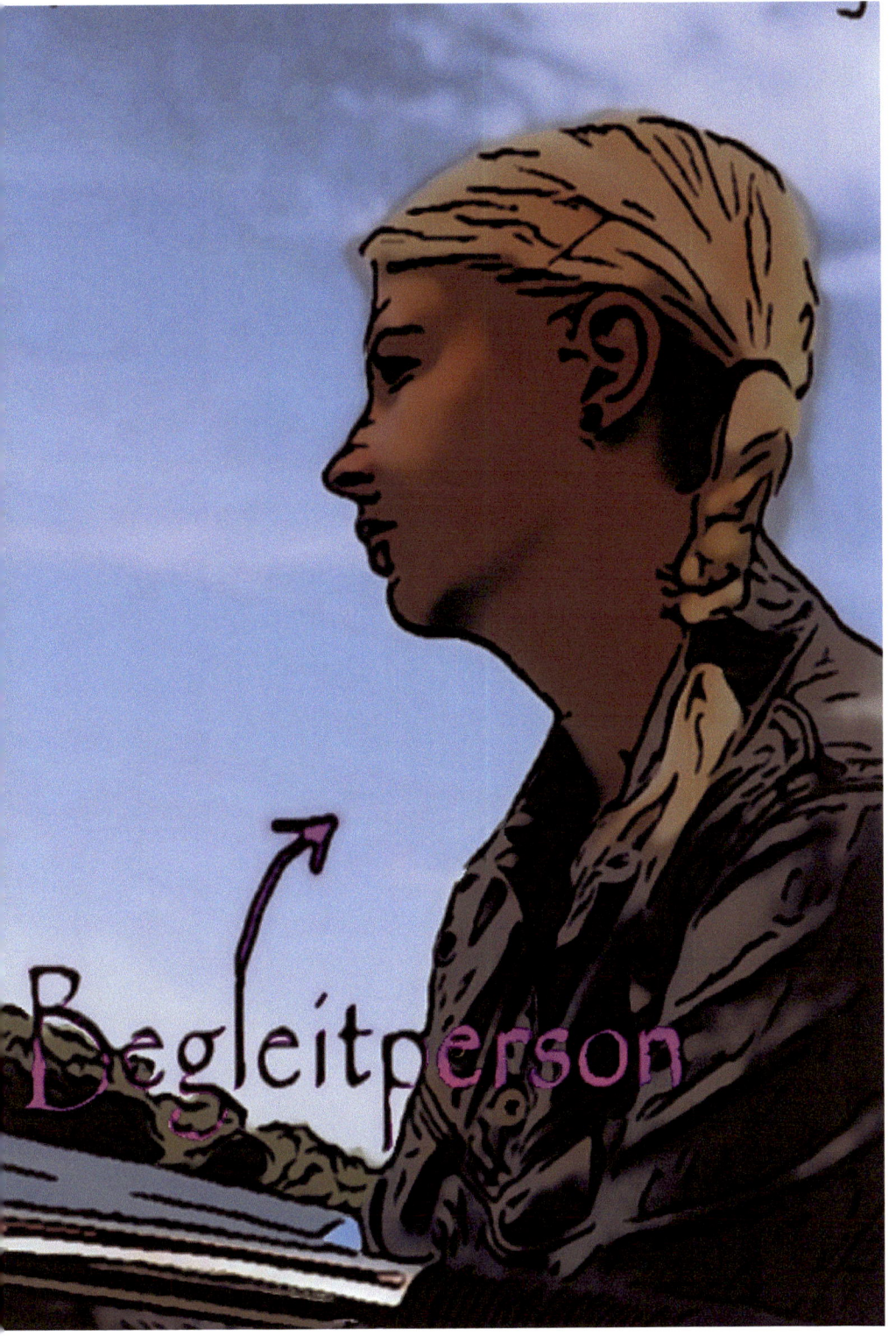

Alle Lebewesen außer den Menschen wissen, dass der Hauptzweck des Lebens darin besteht, es zu genießen.

- Samuel Butler

Die Termine stehen

Frau Spindler rief mich an und gab mir die nächstmöglichen Termine durch. Wir einigten uns und ich informierte gleich am nächsten Tag meine Vorgesetzten und das Personalwesen. Ich würde ins-gesamt sechs Tage fehlen. Einen Tag zur vorletzten Voruntersuchung in Nürnberg, drei Tage Krankenhausaufenthalt ebenfalls in Nürnberg und zwei weitere Tage zur Genesung. Die Kosten bzw. der Lohnausfall wird vollständig von der DKMS übernommen.

Die Anreise zur vorletzten Voruntersuchung in Nürnberg war ein wenig stressig. Ich hätte es mir vielleicht ein wenig einfacher machen können, wenn ich mit dem Zug anstatt dem Auto gefahren wäre - den Stau nach Nürnberg hinein hätte ich mir jedenfalls gespart. Die Parkplatzsuche in der Nähe des Krankenhauses war meine nächste Herausforderung. Einmal in die falsche Straße eingebogen, kann man denselben Weg zurück vergessen. In der Nähe des Krankenhauses sind so einige Einbahnstraßen und die fährt man eben nur in eine Richtung bzw. besser nicht zurück. Die Parkuhr fütterte ich mit meinem letzten Kleingeld, wohl wissend, dass es nicht reichen kann. Was soll's, lieber pünktlich und dafür einen Strafzettel riskieren. Ich habe es also noch irgendwie geschafft, pünktlich zu sein. Das ist doch schon mal etwas.

*Die größte Entscheidung
deines Lebens liegt darin,
dass du dein Leben ändern
kannst, indem du deine Geisteshaltung
änderst.*

- Albert Schweitzer

Die vorletzte Voruntersuchung

Station 1: Erklärung der Vorgehensweise und Stationen der vorletzten Voruntersuchung. Das Nürnberger Krankenhaus ist nicht gerade klein. Die Schwester erklärt uns - es war ein weiterer Spender anwesend - wohin wir gehen müssen und zeichnet uns auf dem Geländeplan die Stationen ein. Während der nächsten Stationen sollen wir auch den Fragebogen ausfüllen.

Station 2: Es werden mir gefühlte 0,5 Liter Blut abgenommen. Damit untersuchte man mich noch einmal nach AIDS und sonstigen Krankheiten, Infekten und Defekten. Das ist, wie ich finde, ein positiver Nebeneffekt für jeden Spender. Man wird auf alles Mögliche und Wichtige untersucht. Ich habe zwar keine wechselnden Geschlechtspartner, trotzdem wollte ich schon lange wieder einmal einen AIDS Test machen lassen. Das wäre damit auch gleich mit erledigt.

Station 3: Was genau untersucht worden ist, weiß ich gar nicht. Ich weiß jedoch, dass es sich um eine Ultraschalluntersuchung meines Oberkörpers bzw. Bauches bzw. Innereien handelte. Die Untersuchung schien wohl ohne Befund gewesen zu sein. Die Ergebnisse bekommt man leider nicht zu sehen oder mit nach Hause.

Station 4: LUFU oder auch Lungenfunktionstest. Auch hier war eine nette Schwester, welche den Test durchführte. Sie fragte mich, ob ich regelmäßig Sport mache und ich sagte ihr mit schlechtem Gewissen, dass ich in letzter Zeit überhaupt nichts gemacht habe. Darauf sagte sie mir dann, dass das eigentlich schade wäre, weil meine Lungenfunktion überdurchschnittlich gut sei und ich das auf jeden Fall nutzen solle. Nach einem kurzen Blick auf meine Unterlagen fragte sie mich dann, warum ein Münchner im Nürnberger Krankenhaus ist ...

Station 5: Das war die schnellste EKG und Blutdruckmessung die ich je gesehen bzw. erlebt habe. Ich glaube der gesamte Vorgang hat gerade einmal 20 Sekunden gedauert. Man bekommt einige Elektroden aufgeklebt die Maschine piepst ein paar Mal und das war's dann auch schon. Auch gut, je schneller ich fertig bin, desto besser.

Station 6: Mein Parkticket war in der Zwischenzeit abgelaufen und das Warten strengte ein wenig an. Hier wartete die Narkosebesprechung auf mich. Also nichts Spektakuläres. Man bekam einen Bogen zu lesen, auf welchem die Risiken, Nebenwirkung und andere Dinge, welche zu beachten sind, gelistet waren - ein Standardbogen eben. Den habe ich mir brav durchgelesen, Themen zu welchen ich Fragen hatte angestrichen und Schreibfehler korrigiert. Das mache ich manchmal - vor allem wenn mir langweilig ist. Andere zu korrigieren ist halt immer einfacher als sich selbst. Irgendwann wurde ich dann aufgerufen und die Assistenzärztin ging mit mir meine Fragen durch. Den Schreibfehlern schenkte ich hier keine Beachtung mehr ... ich wollte mich ja nicht lächerlich machen.

Station 7: Wieder zurück auf „Los" zur Nachbesprechung. Im Kopf wieder meine abgelaufene Parkuhr. Vielleicht geht's auch gut, ich werde es dann ja sehen. Die Ärztin sah sich meine Unterlagen und Befunde durch, fragte mich, ob ich in letzter Zeit eine Infektion hatte, weil mein Blutbild leichte Anzeichen aufzeigte, und erklärte mir wie die weiteren Schritte verlaufen werden. Sie sagte mir auch, dass der Empfänger gerade einmal 36 Kilo wiegt und mir daher nur ca. 1,1 Liter Blut aus dem Beckenknochen entnommen werden. Für jemanden wie mich, mit ca. 100 kg, sollte das ein Kinderspiel sein. Die Operation wird nicht von Chirurgen sondern den spezialisierten Ärzten vorgenommen. Der ganze Vorgang wird ca. 30 Minuten dauern und man wird vier Mal in den Beckenknochen stechen, um das Blut von dort zu entnehmen.

Es werden danach keine Schmerzen zu spüren sein, sondern viel eher wird es sich wie ein Muskelkater anfühlen. Außerdem wird nichts genäht oder verschlossen. Nach der Operation wird man auf den Rücken gelegt und die Wunden werden vom eigenen Gewicht und speziellen Pflastern zugedrückt. Man soll am besten mit dem Zug anreisen, weil man nach der Narkose eben noch Probleme mit dem Kreislauf haben kann. Insgesamt sei es ein völlig unproblematischer Eingriff. 99 % aller Empfänger nehmen das Spender-Knochenmark-Blutgemisch an - sei auch kein Wunder, denn schließlich wird das Immunsystem des Empfängers vollständig zerstört.

Was für ein herrliches Leben hatte ich! Ich wünschte nur, ich hätte es früher bemerkt.

- Colette

In der Zwischenzeit

Zwischen der vorletzten Voruntersuchung und der Operation vergehen dann noch einmal drei Wochen. Ich solle mich dann bis 15:00 Uhr auf der Station melden. Drei Wochen sind eine lange Zeit um sich so einige Gedanken zu machen - und zwar über alles Mögliche. Sind die Dinge, die ich so den lieben langen Tag mache, eigentlich die Richtigen, verschwende ich meine Zeit mit zu vielen unwichtigen Dingen? Wie wichtig sind Konflikte in der Arbeit gemessen an den wirklich wichtigen Dingen? Was ist wenn doch nicht Alles so glatt läuft wie besprochen, ein gewisses Risiko ist bei jeder Operation mit Vollnarkose vorhanden - schon alleine wegen der Vollnarkose und weniger wegen der eigentlichen Operation. Sollte ich noch eine Lebensversicherung abschließen? Schließlich sollte Melanie nicht unter meinen eigensinnig getroffenen Entscheidungen leiden müssen.

Trotz des minimalen Eingriffs fängt man an, sich in die Sache hineinzusteigern. Und plötzlich wird aus einer kleinen Sache ein riesen Ding. Je näher der Termin rückt, desto öfter denkt man daran und wird zwischendurch immer wieder Mal aufgeregt bzw. hat einen flauen Magen. Zu viel Zeit zum Nachdenken ist - zumindest für mich - meist nicht gut. Aber damit geht jeder anders um. Mir hat es dann immer geholfen an den Empfänger zu denken. Für die Person kann die Zeit wahrscheinlich gar nicht schnell genug vergehen und hoffentlich freut sie sich auf den Termin. Ich würde mich freuen und ich könnte den Termin kaum erwarten. Was hat die Person wohl schon alles mitgemacht? Die Perspektive zu wechseln hilft in diesem Fall ungemein.

*Am Ende gilt doch nur, was
wir getan und gelebt und
nicht, was wir ersehnt haben.*

- Arthur Schnitzler

Tag der Entscheidung

Wenn ich wirklich wollte, dann könnte ich noch immer „Nein" sagen. Soweit habe ich mich also schon hineingesteigert? Morgen geht's ab nach Nürnberg, da gibt es kein „Wenn" und „Aber". Das wäre ja noch schöner.

Es ist ein kleiner harmloser Eingriff - weniger als die Entfernung der Weisheitszähne unter Vollnarkose - das ist wesentlich komplizierter. Machen wir also nicht mehr daraus als es wirklich ist. Wie wird es wohl dem Empfänger gerade gehen? Noch zwei Tage, dann wird er oder sie ein Teil von mir sein und umgekehrt.

Am Abend ließ ich mir noch ein heißes Bad ein. Dabei kann ich am besten Abschalten. Lange Bäder sind nicht gesund, aber was ist nach unseren heutigen Erkenntnissen denn noch wirklich gesund. Das Kopfkino startet gleich nachdem ich mich zurücklege und den Windgeräuschen, welche aus dem Fensterspalt des gekippten Fensters kommen, lausche. Irgendwo in der Broschüre habe ich gelesen, dass es kein Zurück für den Empfänger mehr gibt, sobald das Immunsystem abgetötet ist. Wenn man sich dann noch um entscheidet ist man kein Lebensretter, sondern eher das Gegenteil.

Wann wird denn überhaupt das Immunsystem abgetötet? Nichts da. Denk an den Empfänger, wie er oder sie sich auf deine Stammzellen bzw. den erlösenden Blutbeutel freut - so kurz vor dem Ziel. Das tat ich dann auch.

Ich rasierte noch meinen Kopf und Bart. Wobei die Haare auf dem Kopf schlimmer dran sind, denn die kommen fast immer ganz weg. Eigentlich trimme ich meine Haare, denn beim Rasieren wären sie kurzfristig ganz unsichtbar. Meinen Bart zu rasieren kommt nicht in Frage. Ich beobachte immer wieder, dass Karrieremänner meist keinen Bart haben. Einer davon hat mir einmal gesagt: „Wer einen Bart trägt, der möchte doch nur etwas verstecken!" Natürlich ist der nette Kollege kahlrasiert. Versteckt er damit eigentlich nicht seinen Bart? Ich sehe einen Bart mehr als Styling Accessoire und für mich hat er nichts mit den Fähigkeiten eines Menschen zu tun. Er ist weder Kleidung noch Verkleidung und auch nicht dazu gedacht, regelmäßig entfernt zu werden. Es sagt mir jedoch viel über mein Gegenüber, wenn er sich auf reine Äußerlichkeiten bezieht bzw. einen Menschen auf Kleidung und/oder Aussehen reduziert.

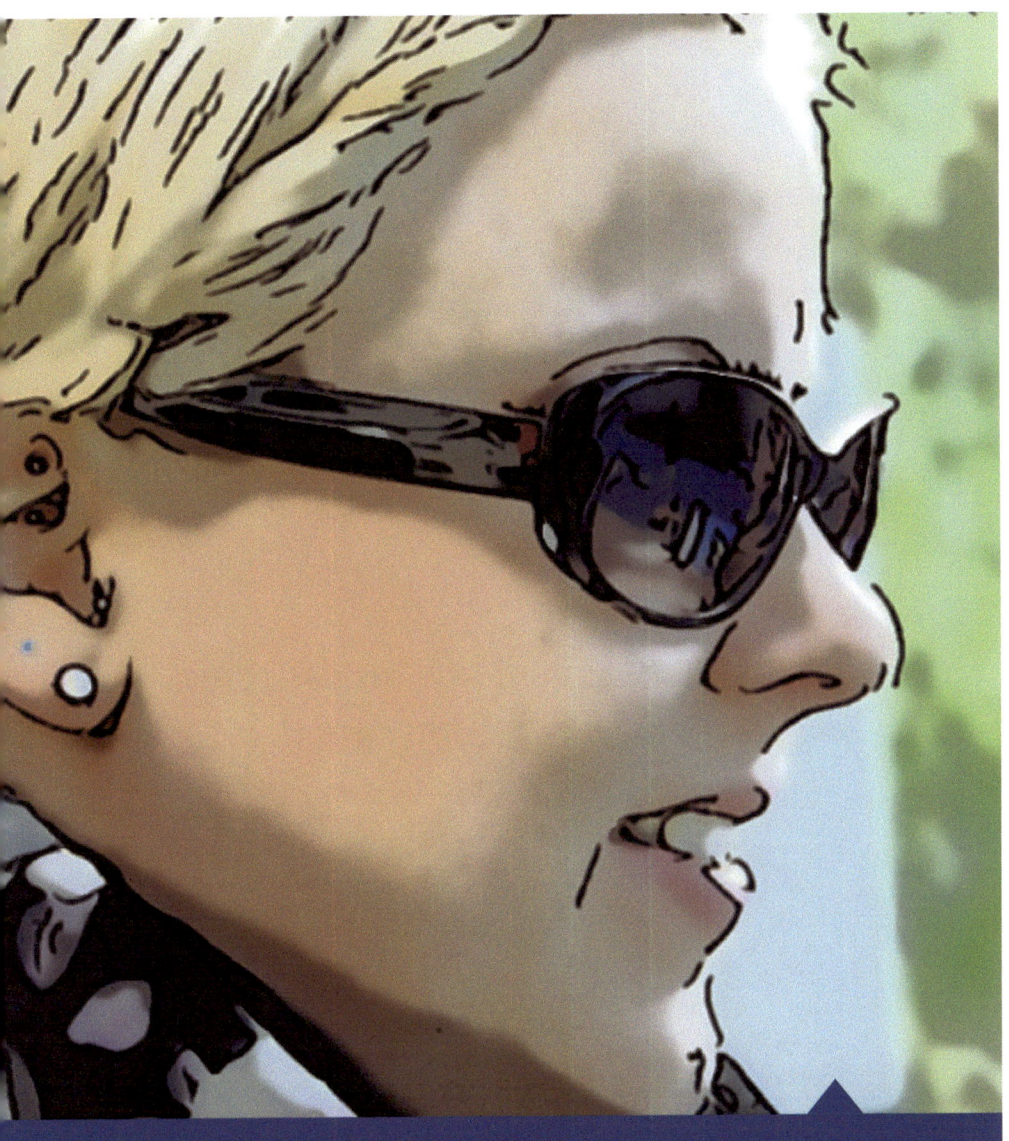

Bereue nie, was du getan hast,

wenn du in diesem Moment glücklich warst!

In dem Augenblick, in dem ein Mensch den Sinn und den Wert des Lebens bezweifelt, ist er krank.

- Sigmund Freud

Willkommen in Nürnberg

Die DKMS hat das Best Western Hotel für uns reserviert. Dank unserem Navigationssystem war es auch einfach zu finden, trotz Nürnberg und seinen ganzen Einbahnstraßen. Man teilt sogar mit den Straßenbahnen eine Spur. Wir stellen unser Auto in einem kleinen Hinterhof ab und unsere Blicke kreuzen sich. Wir sagen nichts zu einander, denken aber das Gleiche: „Wo sind wir denn hier gelandet?"

Der erste Eindruck ist nicht immer der Richtige. Es war eben ein Hinterhof bzw. Parkplatz auf einem Hinterhof - die sind doch selten schön. Als wir durch die Hintertür zur Rezeption gingen lichtete sich das Bild und der Eindruck verbesserte sich schlagartig.

Das Hotel war klein, aber fein. Die Frau an der Rezeption überfreundlich und an den Wänden hingen lauter Bilder von Zügen bzw. allem was mit Zügen zu tun hat. Sogar auf den Vorhängen im Zimmer sind Züge. Melanie hat ihr Zimmer im dritten Stock - dort fährt sogar ein hydraulischer Aufzug hin. Das Blöde an solchen Aufzügen ist, dass sie so komische Geräusche - die man vor allem nachts bemerkt - machen. Melanie meinte: „Als ob jemand mit einem Flammenwerfer durch alle Zimmer gehen würde."

Das kann ich leider nicht beurteilen, denn ich durfte ja im Krankenhaus schlafen. Die Fenster konnte man leider nur kippen und nicht ganz öffnen. An den drei Tagen, die wir in Nürnberg waren, hatte es etwa 36 Grad. Das Zimmer hatte keine Klimaanlage - genau wie mein Zimmer im Krankenhaus. Es würden also schwüle Nächte werden.

Melanie legte Ihre Sachen in ihr Zimmer und wir gingen zur Rezeption, um ein Taxi zu bestellen. Das Auto ließen wir die drei Tage auf dem Hotelparkplatz stehen. Das kostet fünf Euro am Tag und war die beste Kombination aus Preis und Sicherheit. Die nette Dame rief uns ein Taxi und, ungelogen, eine Minute später war es dann auch schon da. Wir wollten das Zimmer noch kurz von Nichtraucher auf Raucher umbuchen, doch dann war schon das Taxi hier und es wurde plötzlich hektisch.

Wir wollten den Taxifahrer nicht unnötig warten lassen und die plötzlich entstandene Hektik wieder weichen lassen. Wir behielten also das Nichtraucherzimmer und stiegen in das Taxi ein. Der Taxifahrer fragte uns zuerst wohin es gehen soll und dann gleich, ob wir aus Nürnberg sind. Ich habe mich gefragt warum er uns die Frage stellt - in einem kurz zuvor gesehenen Bericht über Taxifahrer wurde getestet, ob die Kollegen absichtlich einen Umweg fahren, um mehr zu verdienen.

Das kann man natürlich nur mit Leuten machen, die sich in der Stadt nicht auskennen. Da sind wir genau die Richtigen. Wahrscheinlich tue ich dem Fahrer Unrecht. Wir haben zwar bei den anderen Fahrten danach immer weniger bezahlt als bei ihm, allerdings standen wir mit ihm auch mehr im Stau.

Diese Fahrt zum Krankenhaus kostete 16 und mit seinen Kollegen danach 11 Euro. Alles in allem nicht die Welt und außerdem werden die Kosten von der DKMS übernommen. Nicht, dass man deshalb nicht auf das Geld achten müsste, aber auch kein Grund für mich, sich aufzuregen.

Da das Hotel direkt beim Hauptbahnhof ist, hätten wir auch mit den Öffentlichen fahren können - das kann sich jedoch ganz schön in die Länge ziehen. Dazu komme ich später noch. Taxis dürfen direkt vor das Haus 12 im Nürnberger Krankenhaus fahren, d.h. man muss seine Tasche nicht über das Krankenhausgelände schleppen. Eigentlich sollte das kein Problem sein - wenn man jedoch wie ich sein Notebook und Table inklusive Ladegeräten mitschleppt, dann kann die Tasche ganz schön schwer werden.

Im Krankenhaus

Wir zahlen und fragen nach einer Quittung. Dann suchen wir nach unserer Station und die Schwestern empfangen mich mit den Worten:

„Sie sehen aus wie ein Spender."

„Stimmt", sage ich.

Man zeigt mir mein Zimmer. Dort liegt bereits ein Spender. Ihn habe ich bei der vorletzten Voruntersuchung kennengelernt. Ein netter Kerl. Damals war er mit seiner Frau und seinem Kind im Krankenhaus unterwegs. Er sah schon ein wenig mitgenommen aus.

„Hallo, alles klar bei dir?", fragte ich ihn.

„Joo, passt schon. Leider ist mir ein wenig schlecht und im Bad sieht es nicht so toll aus. Ich musste mich übergeben, habe aber schon nach einer Putzfrau gefragt. Irgendwie ist mir die Narkose nicht so gut bekommen. Ich lag den ganzen Tag im Bett und fühlte mich gut, wollte aufstehen und plötzlich wurde mir schwindlig und schlecht. Aber sonst ist alles ok - keine Schmerzen. Tut mir leid, falls du ins Bad musst."

„Kein Problem", sage ich zu ihm, „wir gehen ohnehin gleich wieder. Man will nur noch schnell Blut abnehmen und dann habe ich den restlichen Nachmittag Freigang."

Der Spenderkollege hat mir dann noch erzählt, dass man bei ihm am Vortag ebenfalls Blut abgenommen hat und er nicht damit gerechnet hatte, dass es nochmal so viel sein wird. Er sagte mir außerdem, dass man bei ihm beide Arme dazu anzapfen musste.

„Na bravo", dachte ich mir - aber wenigstens war ich vorgewarnt.
Ich ging wieder raus aus dem Zimmer zu Melanie. Sie wartete noch in der Halle.
„Mann bin ich hungrig, mir tut schon mein Bauch weh."
„Nur noch kurz Blut abnehmen, dann sind wir wieder weg", beruhigte ich sie.

Dann kam eine Schwester und zapfte mich direkt in der Halle an. Es waren tatsächlich etwa zehn Röhrchen - die wurden jedoch nicht ganz voll gemacht. Ich möchte mir den Vorgang des Einstechens nicht ansehen, der Rest ist mir dann egal. Ich möchte den Stich nicht bewusst beobachten, sondern lasse mich lieber überraschen und finde es sogar faszinierend wie das Blut in die Röhrchen sprudelt. Wir Menschen sind schon irgendwie unglaubliche Wesen.

„Sind Sie auch Spender?", fragt mich ein Mann in Kittel. Er schien einer der Ärzte zu sein. „Kommen Sie mit, dann muss ich die ganzen Sachen nur einmal sagen."

Ich folgte ihm in mein Zimmer. Er stellte sich als „Hr. Gärtner" vor, fragte den anderen Spender wie es ihm geht und sagte ihm gleich, dass sein Blut gut beim Empfänger angekommen sei. In der Regel würde das Knochenmark-Blutgemisch sofort per Kurier zum Empfänger gebracht. Es sei völlig unspektakulär wenn der Blutbeutel dem Empfänger übergeben wird.

„So, hier ist dein neues Leben."

Der Empfänger selbst bekommt das Spender-Knochenmark-Blutgemisch als Infusion, muss sich keiner Operation unterziehen und ist nie im gleichen Krankenhaus. Das ist verboten und hat man wohl einem Schweizer zu verdanken, der vom Empfänger plötzlich Geld für seine lebensrettende Spende haben wollte.

Wir hatten uns schon Gedanken gemacht, ob der Empfänger vielleicht auch hier im Krankenhaus, möglicherweise auf einer anderen Station bzw. einem anderen Gebäude, sein würde. Jetzt ist das auch klar. Hr. Gärtner klärte ihn weiter darüber auf, dass man mit dem Empfänger nach zwei Jahren Kontakt aufnehmen kann, sofern beide Seiten das möchten und es auch schon einmal vorkommen kann, dass der Spender einen anonymen Brief als kleines Dankeschön vorher erhält. Er bedankte sich noch einmal beim Spender für seine gute Tat und schaute nach seinen Wunden. Das war der Zeitpunkt, als ich dann aus dem Zimmer ging.

Anmerkung der DKMS: Die Kontaktmöglichkeiten zum Patienten hängen vom Land ab, in dem die Transplantationsklinik ist. Nicht in jedem Land ist Kontakt erlaubt (anonym oder direkt).

*Es ist besser, zu genießen
und zu bereuen, als zu bereuen,
dass man nicht genossen hat.*

- Giovanni Boccaccio

Nichts wie weg

„Warum haben Sie denn das Zimmer verlassen? Die Wunden sind völlig unspektakulär - Sie hätten ruhig bleiben können."

Ich wollte einfach nur keine unangenehme Situation für den anderen Spender entstehen lassen und da ich es nicht besser wusste, ging ich eben aus dem Zimmer.

„Wann wird denn die Operation morgen stattfinden?", fragte Melanie den Arzt.

„Operation? Naja, es ist nicht wirklich eine Operation. Wir holen ihn morgen gegen 7:00 Uhr, dann dauert der Eingriff ca. 30 Minuten und das war's auch schon. Er wird also gegen 8:00 Uhr fertig sein."

Ich glaube das beruhigte Melanie erst einmal ein wenig, denn die Nervosität bzw. Sorgen schaukelten sich auch bei ihr schon ein wenig auf.

Ich fragte die Schwestern dann wie lange wir jetzt wegbleiben dürfen bzw. wann ich denn spätestens wieder im Krankenhaus bzw. auf der Station sein soll.

„Haben Sie schon mit dem Arzt gesprochen?", fragte sie.

„Sie meinen Hrn. Gärtner?"

„Ja genau!", lachte sie.

„Wie lange wollen Sie denn wegbleiben?"

„Solange wie möglich", entgegnete ich.

Nicht dass ich etwas gegen das Krankenhaus gehabt hätte, aber ich wollte auch nicht unnötig Zeit dort verbringen.

„Spätestens um 22:00 Uhr sollten Sie wieder hier sein. Melden Sie sich bei den Nachtschwestern zurück, sonst machen wir uns unnötig Sorgen. Es ist auch schon vorgekommen, dass jemand nicht mehr gekommen ist... das ist dann eine blöde Situation für uns. Ich gebe Ihnen noch die Telefonnummer der Station mit - nur für den Fall."

Damit hatte ich nicht gerechnet. Wir konnten also noch bis 22:00 Uhr um die Häuser ziehen. Jetzt war es kurz vor 15:00 Uhr - also noch sieben Stunden.

Das Gestern ist fort - das Morgen nicht da. Leb' also heute!

- Pythagoras von Samos

Hunger

Unsere Mägen knurrten und wir wollten beide erst einmal nur weg vom Krankenhaus. Melanie war schon öfters in Nürnberg, jedoch noch nie zu Fuß in der Nähe des Krankenhauses unterwegs. Am Gelände selbst war auch eine Kantine. Die sah wirklich super aus, allerdings wollten wir eher „draußen" etwas zu uns nehmen. Wir verließen also das Krankenhausgelände. Etwa 20 Meter. Denn quer gegenüber vom Haupteingang war schon das erste Wirtshaus, an dem man auch draußen sitzen konnte. *Zum Alten Moritz*.

Bei *Qype.com* fad man eine Bewertung. 4 von 5 Sternen. Die Portionen sollen groß und günstig, das Essen frisch gekocht und das Schnitzel gut sein. Außerdem stand in der Bewertung, dass man direkt am Haupteingang einiges geboten bekommt. Na gut. Es hatte ca. 36 Grad und drinnen darf man nicht rauchen - warum also nicht draußen sitzen. Es war zwar direkt neben der Straße, aber es gab immerhin Schnitzel und wir hatten Hunger. Um ehrlich zu sein, würden wir uns normalerweise nicht an oder in eine solche Gaststätte direkt an der Straße setzen, wenn man jedoch in einer anderen Stadt ist und sich nicht auskennt, dann verlässt man schon einmal die gewohnten Pfade. Wir bestellten beide ein Schnitzel und dazu ein Tafelwasser.

Das Essen war nicht schlecht, die Bedienung nett und wir bekamen wirklich etwas geboten. Am Haupteingang spielten sich immer wieder amüsante Szenen ab. Autos stehen dort in Schlangen und wollen auf das Krankenhausgelände. Teilweise werden sie jedoch vom Empfang nicht hineingelassen und müssen dann wieder umdrehen. Soweit so gut, doch wenn das Auto direkt dahinter keinen Abstand lässt, dann wird es mit dem Zurückfahren nicht so einfach. So auch als wir dort waren. Natürlich gab es eine Kollision. Eine Frau stellte ihr Fahrzeug zurück und fuhr dem Hintermann ans Auto. Geschimpfe und Hektik brachen aus. Dazu kommt, dass wohl viele Stadtfremde genau an dieser Ecke nach einem Parkplatz suchen und sich entsprechend verhalten. Da wird schon mal öfters gehupt als an anderen Orten.

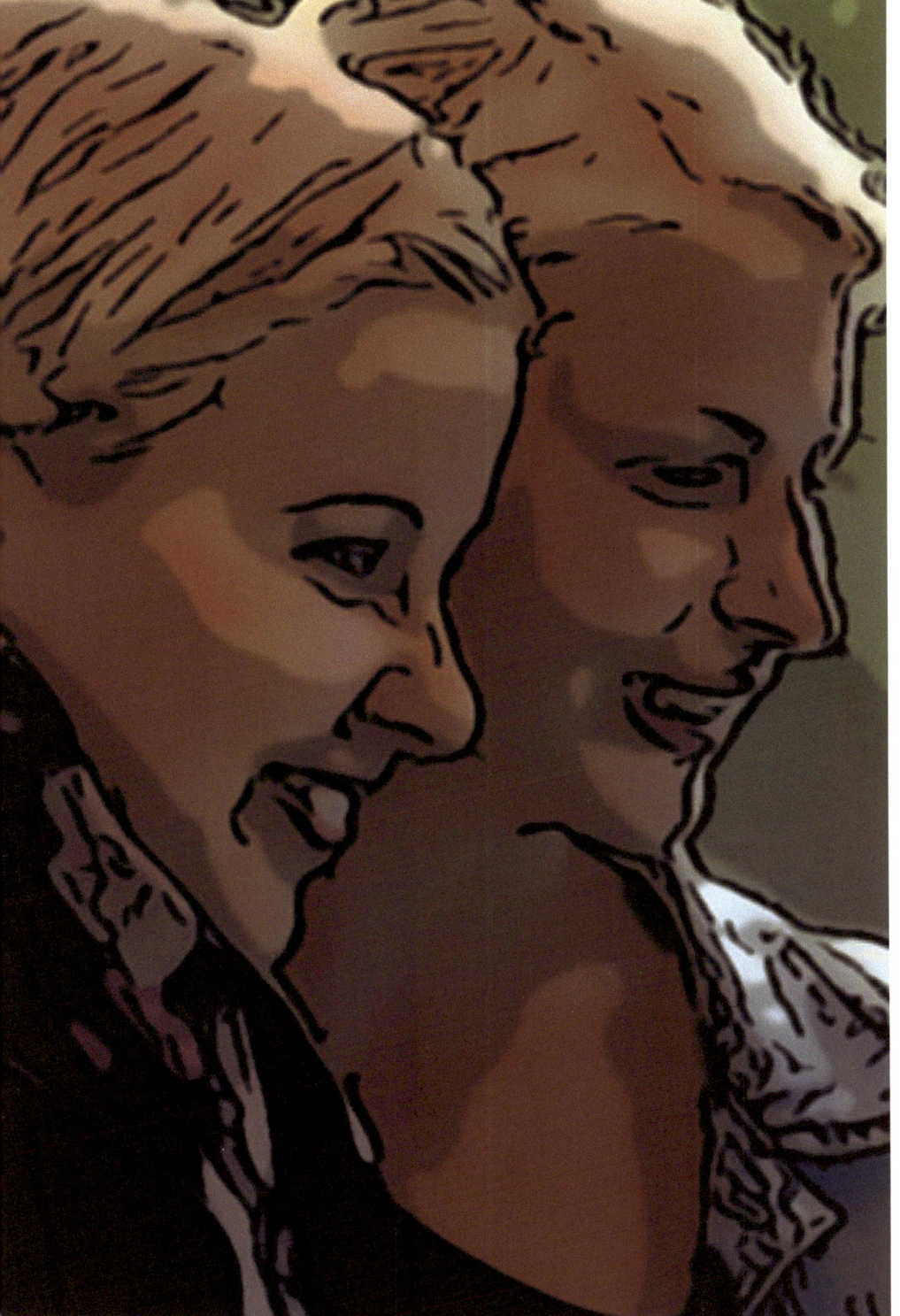

Man sollte eigentlich im Leben niemals die gleiche Dummheit zweimal machen, denn die Auswahl ist so groß.

- Bertrand

Nachmittagsprogramm

„Was machen wir jetzt?", fragte mich Melanie.

„Wir könnten uns den Tierpark ansehen."

„Der ist aber sicher nicht in der Nähe!"

Wir nahmen unsere Smartphones heraus und suchten nach dem Tierpark. Mein Handy spielt meistens verrückt wenn ich mal wirklich etwas brauche. So auch diesmal. Gut das Melanie auch eines hat und ihres funktioniert. Der Tierpark war wirklich nicht in der Nähe.

„Notfalls könnten wir mit dem Taxi fahren - das würde allerdings nicht gerade billig", sagte ich zu Melanie.

„Und wie sieht es mit den Öffentlichen aus?"

„Gute Frage!"

Beim Zahlen fragten wir die Bedienung wie man am besten zum Tierpark kommt.

„Sie meinen den Tiergarten?"

„Ja genau, den Tiergarten."

Bei uns in München gibt es einen Tierpark und daher sind wir es gewohnt, vom Tierpark zu sprechen. Ein Garten hat für uns eher etwas mit Blumen zu tun, wie zum Beispiel der Botanische Garten. Sie erklärt uns, dass eine Taxifahrt einfach ca. 35 Euro kosten würde und schlug uns vor, mit den Öffentlichen zu fahren. Das koste nur 8 Euro für uns beide und er wäre super zu erreichen.

Man brauche nur vor zum Kirchweg, dort an der Bushaltestelle warten und mit dem nächsten Bus bis zur Station Friedrich-Ebert-Platz fahren, dann in die U-Bahn U3 zum Hauptbahnhof und von dort aus mit der Straßenbahn Nr. 5 zum Tiergarten. Die Bedienung rief die Wegbeschreibung auch noch zur Bestätigung zu einem älteren Mann an einem anderen Tisch. Er bestätigte lautstark und fügte noch hinzu:

„Kaufen Sie sich die Tageskarte Plus die ist am besten."

„Die sind alle nett hier", sagte Melanie leise zu mir.

„Stimmt", bestätige ich ihr schmunzelnd.

Ich habe heute ein paar Blumen nicht gepflückt, um dir ihr Leben zu schenken.

- Christian Morgenstern

Roadtrip per Öffi

Wir gehen vor zur Bushaltestelle.

„Das war ja schon einmal unspektakulär", scherzten wir.

Im Bus fragen wir nach einer Tageskarte Plus.

„Für jeden Eine?", fragt der Fahrer. „Gehört ihr zusammen?"
Er schaut uns musternd an.

„Ja, warum?", fragen wir zurück.

„Na, dann braucht ihr nur eine Karte. Ihr könnt beide damit fahren. Den ganzen Tag mit allen öffentlichen Verkehrsmitteln, in der ganzen Stadt und in alle Richtungen."

„Ach so, vielen Dank!"

Wir zahlen und setzen uns. Nach ca. drei Stationen haben wir den Friedrich-Ebert-Platz erreicht. Aber wohin mussten wir gleich nochmal? Ich ging erneut vor zum Fahrer und wartete, bis wir standen. An der Frontscheibe steht schließlich: „Während der Fahrt nicht mit dem Fahrer sprechen!" Da halten wir uns natürlich daran.

„Entschuldigung, wir wollen zum Tierpark, wie geht es denn von hier aus weiter?"

„Wohin wollen Sie?"

„Zum Tierpark."

„Sie meinen den Tiergarten?"

„Ach ja, genau der Tiergarten!"

„Hier einfach in die U3 steigen und zum Hauptbahnhof fahren. Von dort aus dann in die Straßenbahn 5 bis zur Endstation."

„Vielen Dank!"

Wir gehen also runter zur U-Bahn. Ich gehe die ganze Zeit hinter Melanie her. Keine Ahnung warum, aber sie geht voran als würde sie in Nürnberg wohnen und jeden Tag mit der U-Bahn fahren. Umso besser für mich. Sie führt uns direkt und ohne Umwege zur richtigen U-Bahn. Wir gehen die letzten Treppen zu den Gleisen runter und plötzlich fängt Melanie an zu laufen.

„Schnell Schatz, das ist unsere!"

Ich laufe ihr einfach hinterher und wir erwischen sie noch. Ab zum Hauptbahnhof. Das konnte sogar ich mir diesmal merken. Wir standen im ersten Wagon und konnten durch das vordere Fenster auf die Gleise sehen - das war wieder einmal was Neues für uns. Es war fast wie in einer Achterbahn nur ohne Loopings und verkürzte die Wartezeit ein wenig. Hätten wir gewusst, was danach auf uns zukommt, hätten die Fahrt in der U-Bahn noch mehr genossen. Hauptbahnhof, wir sind da.

Wir gehen wieder hoch zu den Straßenbahnen.

„Wohin müssen wir jetzt nochmal?", frage ich Melanie.

Ich wusste zwar wohin, meinte aber welche Straßenbahn wir nehmen sollen.

„Die 5er glaub ich."

Wir drehten uns herum, um nach den verschiedenen Nummern zu suchen.

„Da ist sie. Die Nummer 5 zum Tiergarten!", rief Melanie.

Wir stiegen ein und fuhren los. Wie bereits erwähnt, teilt sich die Straßenbahn eine Spur mit den Autos. Wir haben anscheinend den Berufsverkehr erwischt oder es geht dort immer so zu - das kann ich nicht beurteilen. Jedenfalls hatten wir einige Stationen vor uns standen länger als wir fuhren. In der Straßenbahn hatte es gefühlte 50 Grad.

Wir waren beide mit langer Hose und dunklen Oberteilen gekleidet.

In München hatte es geregnet und die Kleidung war daher angenehm als wir losfuhren. Wenn man auf dem Weg ins Krankenhaus ist, nimmt man nicht unbedingt Kleidung für alle Wetterverhältnisse mit. Schließlich liegt man ja im Pyjama, Sportanzug oder dem Kittel, der hinten offen ist, herum.

Meine Schweißflecken wurden immer größer und die Luft immer dicker. Mit jeder Station stieg langsam ein wenig Panik auf, und wir fragten uns, ob wir den Rest nicht lieber zu Fuß gehen sollten. Weit konnte es ja nicht mehr sein. Endlich, die Straßenbahn bog ab und verließ die stark befahrene Straße.

„Ok, lass es uns noch bis zur nächsten Station versuchen, sollten wir hier weiter im Stau stehen, dann steigen wir aus!"

„Ok, so machen wir es."

Doch ab hier ging es dann super weiter. Wir waren beide froh, dass wir die Straßenbahn dann doch nicht verlassen hatten, denn es wäre noch ein ganz schöner Weg gewesen. Durchgeschwitzt und durstig kamen wir am Tierpark, Verzeihung ich meine natürlich Tiergarten, an.

Nur wer seinen eigenen Weg geht, kann von niemandem überholt werden.

- Marlon Brando

Tiergarten

Melanie war schon einmal im Nürnberger Tiergarten und kannte sich daher auch hier ein wenig aus.

„Das wird auch nicht ganz billig sein, oder?", frage ich sie.

„Ich glaube ähnlich wie in München."

An der Kasse verhandeln gerade sieben Mädchen bzw. Frauen über den Eintrittspreis. 13,5o Euro für Erwachsene und 11,5o Euro für Studenten. Stimmt, ich bin ja auch Student. Ich frage also die Kassiererin, ob man hier auch Studenten aus dem Ausland als Studenten akzeptiert. Das hört sich vielleicht komisch an, aber nach einer kürzlich gemachten Erfahrung macht Amazon dies bei „Deutschen Aktionen" nicht.

„Ich studiere an einer französischen Universität", sage ich durch die Scheibe und zeige ihr dabei meinen Studentenausweis.

„Student ist Student", erwidert die nette Dame und gibt mir den Rabatt.

„Wohin willst du denn zuerst gehen?", fragt Melanie.

„Was gibt es denn hier, was es in München nicht gibt? Dort möchte ich als Erstes hin."

Wir gehen zur Tiergartenübersichtskarte.

„Sie sind hier!"

Das sage ich fast jedes Mal vor solchen Karten, obwohl ich noch überhaupt keinen roten Punkt oder Pfeil gesehen habe.

Melanie nimmt das schon gar nicht mehr zur Kenntnis.

„Hier gibt's auch Krokodile und Delphine. Dann lass uns doch als Erstes zu den Delphinen gehen."

„Gut, komm mit!"

Melanie geht wieder voran. Ich komme mir ein wenig blöd vor, es tut aber auch mal gut, sich führen zu lassen. Also halte ich meine Klappe und folge ihr unauffällig. Ich habe den Tiergarten auch deshalb vorgeschlagen, weil es mich einfach ein wenig ablenkt. Man hat dort eigentlich keine Zeit zum Grübeln. Die Augen erfassen viel Neues und das Gehirn verarbeitet es. Wenn ich dann am Abend, alleine im Bett nachdenke, ist das früh genug. Wir gehen in die Halle, wo das Schild mit Delphinen, hingezeigt hat. Es sind kaum Leute drinnen. Wir sind auch schon recht spät dran. Uns war aber schon klar, dass es keine Vorstellungen mehr geben wird.

In der Halle sehen wir dann ein leeres Unterwassergehege und eines in dem riesige Tiere schwimmen. Obwohl, schwimmen würde ich es nicht gerade nennen. Die treiben so vor sich her bzw. stehen im Wasser. Manatis, sind eine Art Seekuh. Wir standen eine Zeit lang vor der Scheibe und bewunderten die Tiere. Unser Blick ging rüber zu der Scheibe wo eigentlich Delphine zu sehen sein sollten. Schade, keiner da. Man kann eben nicht immer alles haben. Auf dem Weg nach draußen kommen wir an den Toiletten vorbei. Mein Schatz muss mal wieder - das liegt in ihrer Familie.

Ich halte die Tasche, warte und schaue mir währenddessen noch einmal die Manatis an. Echte Riesen. Vor der Halle sehen wir dann ein zweites Schild zu einem Weg, der über die Hallen führt. Dort sind ebenfalls Delphine drauf.

Wenn du denkst, dass du zu klein bist, um irgendetwas auszurichten, versuch doch mal, mit einem
Moskito in einem geschlossenen Raum zu
schlafen.

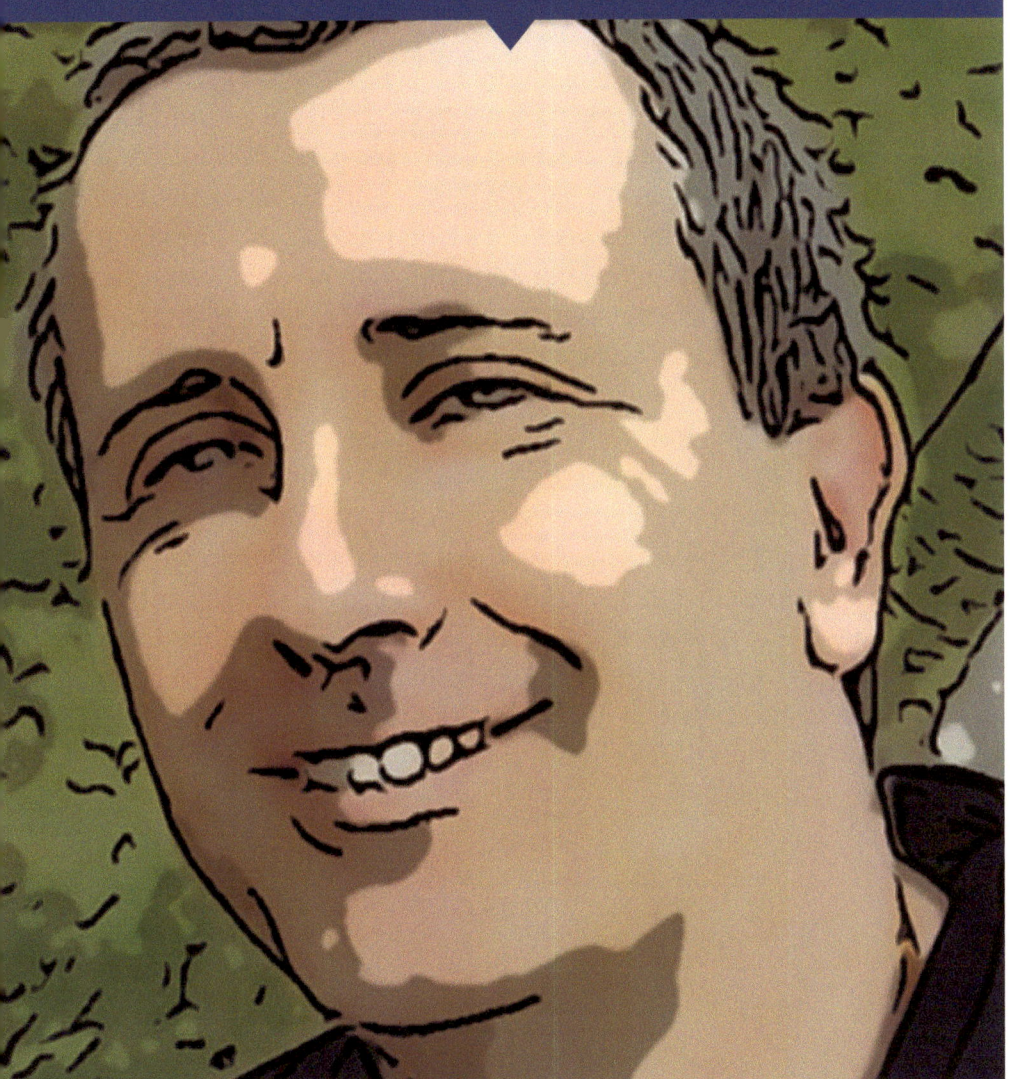

Wir gehen hoch und tatsächlich, dort schwimmen sie herum und spielen mit Bojen. Außer im Fernseher und Zeitschriften habe ich vorher noch nie Delphine gesehen.

Es ist wirklich komisch, aber ich hätte keine Angst, mit denen zu schwimmen - obwohl ich zu größeren Fischen nicht ins Wasser steigen würde. Mir ist klar, dass Delphine keine Fische sind, mit größeren Fischen meinte ich eher Hechte, Karpfen und Forellen.

Wir haben uns dann noch die Löwen, Tiger, Geparden und Eisbären angesehen. Die Löwen waren faul, wie es ihrem Ruf entspricht, die Tiger machten den Eindruck, als suchen sie nach einem Weg ins Freie, der Eisbär wirkte ein wenig ungehalten und aggressiv und die Geparden hatten süße Junge, die beim Spielen den Hang herunter rollten. Im Wesentlichen haben diese Tiere eines gemeinsam - man möchte nicht zu Ihnen ins Gehege. Die heimischen Tiere haben wir großzügig umgangen bzw. ausgelassen nur ein kleiner Buntmarder, der frei herumlief, hat noch längere Zeit unser Interesse geweckt.

Irgendwie haben wir es auch geschafft, die Krokodile zu verpassen. Die hätten irgendwo zwischen Delphinen und Wildeseln sein sollen. Auf dem Weg zurück zur Straßenbahn fragen wir uns warum bei den Gehegen teilweise so unverständliche Unterschiede sind. Große Tiere wie Löwen, Tiger und Eisbären haben ein relativ kleines Gehege und so manches Kleintier dafür ein unverhältnismäßig Großes.

*Man möchte leben ohne zu
altern; und man altert in Wirklichkeit,
ohne zu leben.*

- Alexander Mitscherlich

Und jetzt?

Die Hitze und der Fußmarsch durch den Tiergarten nehmen einen dann doch ganz schön mit. Wir waren beide ziemlich untrainiert. Melanie ging es erst seit kurzem wieder besser und ich habe aus reiner Loyalität auch aufgehört zu trainieren. Sie konnte sich kaum aus dem Haus bewegen und war schon frustriert genug, wenn ich jetzt einfach weitergemacht hätte, dann hätte das ihren Frustlevel mit Sicherheit noch weiter gehoben. Das muss nicht sein. Während Melanie einiges an Gewicht verloren hat, habe ich ganz schön zugelegt. Stolze 97 Kilo bringe ich jetzt wieder auf die Waage. Dabei wäre es so einfach abzunehmen. Jedes Kind weiß wie es geht, nur leider fehlt den meisten - und da gehöre ich leider auch dazu - die nötige Disziplin. Das ärgert mich oft ein wenig. Die Intelligenz und das Wissen sind vorhanden und trotzdem bin ich zu blöd dazu. Aber das ist ein anderes Thema.

„War das Hotel nicht in der Nähe vom Hauptbahnhof?", frage ich Melanie.

„Gute Frage!"

Wir zücken wieder beide unsere Handys. Und jetzt raten Sie mal. Meins spinnt. Ich starte es neu und stecke es in die Hosentasche.

„Wie hieß die Straße in der das Hotel wohnt nochmal?", fragt sie.

„Wir zwei", erwidere ich schmunzelnd und hole mein Handy wieder aus der Tasche.

Ich habe mir und Melanie noch vor unserer Abreise alle wichtigen Daten per Email geschickt. Hotel mit Anschrift, Krankenhaus mit Anschrift, Haus- und Stationsnummer, sowie alle Telefonnummern. Wer es nicht im Kopf hat, hat es eben im Handy. Da wundern wir uns, warum wir langsam aber sicher verblöden. Wobei, hier möchte ich nur für mich selbst sprechen.

„Allersberger Straße 34", lese ich ihr vor.

Sie sucht die Straße anhand von Google Maps.

„Ja, das ist in der Nähe des Hauptbahnhofes!"

„Super, dann müssen wir nur mit dieser Straßenbahn bis zum Hauptbahnhof fahren und können dann zu Fuß zum Hotel gehen."

Das taten wir dann auch. Am Hauptbahnhof schauten wir noch einmal kurz auf die Karte, um die Richtung zu eruieren, und gingen dann direkt zum Hotel. Diesmal betraten wir das Hotel über den Vordereingang. Das machte einen viel besseren Eindruck. An der Rezeption war bereits eine andere Dame. Sie grüßte freundlich als wir in den Aufzug stiegen und nach oben zum Zimmer fuhren. Die nette Dame vom Vormittag war wohl schon im verdienten Feierabend.

Das Zimmer hatte leider keine Klimaanlage und die Luft stand still. Auch hier wieder gefühlte 40 Grad. Melanie kippte das Fenster, denn es ganz zu öffnen war nicht möglich. Vielleicht hatte man Angst, dass die Gäste aus dem Fenster springen. Wahrscheinlich wollte man nur nicht, dass ein Gast auf die glorreiche Idee kommt aus dem Fenster zu rauchen. Ehrlich gesagt, habe ich keine Ahnung warum und gefragt habe ich auch nicht. Leute, die öfters mal in Hotels übernachten, kennen vielleicht den Grund.

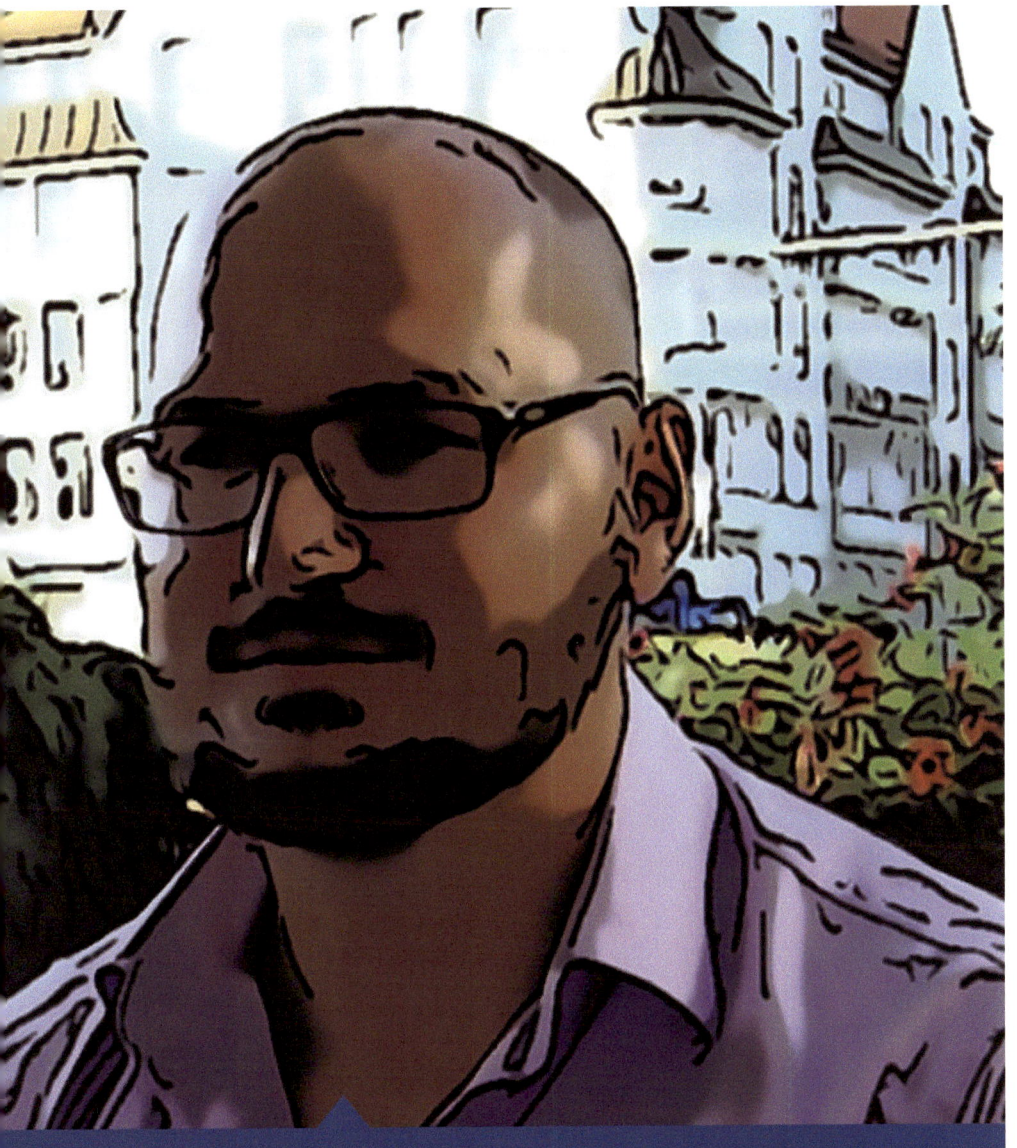

Wer viel versucht wird viele Rückschläge erleiden;

und trotzdem überdurchschnittlich erfolgreich sein

Nehmen Sie die Menschen, wie sie sind, andere gibt's nicht.

- Konrad Adenauer

Zurück im Hotel

Es war bereits gegen 21:30 Uhr. Was machen zum Ablenken? Mit Glotze kein Problem. Auf irgendeinem Sender läuft Popstars. Das ist genau das richtige Niveau, um abzuschalten und bloß nicht ins Nachdenken zu geraten. Ich kann mir weder die Sender noch Kanalnummern merken - das ist mir einfach zu unwichtig. Melanie weiß immer ganz genau Bescheid. Zu denken, dass sie deswegen auch nur ansatzweise oberflächlich wäre, ist denkbar unklug. Ich kenne sie jetzt seit 15 Jahren und bin der Meinung, dass sie überdurchschnittlich intelligent, intelligenter als ich, ist. Sie verschlingt Bücher in kürzester Zeit - teilweise mit 600 Seiten und mehr - und erzählt mir danach bei einem Spaziergang alle Details. Leider keine Fachbücher, sondern Krimis und Romane. Unsere Regale laufen über. Wenn sie diese Menge an Büchern in ein Studium investiert hätte, dann wäre sie heute wahrscheinlich Professorin an einer Uni. Andererseits komme ich so auch an die Eine oder andere Geschichte - denn ich lese im Gegenteil zu Melanie keine Bücher ohne fachlichen Inhalt. Dank Thomas, ein Arbeitskollege und Ankerpunkt, glauben Melanie und ich zu wissen, dass sie eine HSPlerin ist. HSP steht für: Hochsensible Person. Sie findet sich in den Beschreibungen und niedergeschriebenen Erfahrungen anderer HSPler wieder.

Weitere Informationen zum Vorgang im Internet:
Seite: *http://de.wikipedia.org*
Suche nach: *Hochsensibilität*

Melanie stellt keinerlei Ansprüche, was Studium und Ler-
nen betrifft, an sich selbst - und das ist auch gut so. Sie weiß
ganz genau was wir die letzten Tage und Wochen gekocht
und unternommen haben - ich hingegen bin schon froh, wenn
ich die letzte Woche noch rekonstruieren kann. Da ist es für
mich immer wieder verwunderlich, wie sie sich Sendungen
wie Popstars und Berlin Tag und Nacht ansehen kann. Leute,
die solche Sendungen regelmäßig sehen, sind doch eigentlich
nicht mit überdurchschnittlicher Intelligenz gesegnet, oder?
Da haben wir es wieder. Einflüsse und Zwänge von außen.
Was denken andere über mich, wenn sie wüssten, dass ich mir
solche Sendungen ansehe? Man macht sich zu viele Gedanken über unwichtige Dinge, so dass man die wichtigen Dinge
vergisst und vor allem vergisst man, am Leben teilzunehmen.
Jeder soll machen auf was er Lust hat, völlig losgelöst von
dem, was andere von ihm erwarten oder von ihm denken.

Wer das umsetzen kann wird glücklich. Niemand ist in diese Welt geboren worden, um die Erwartungen einer anderen Person - weder Familie noch Freunde oder Kollegen und
Chefs - zu erfüllen. Das Leben ist zu kurz und der Zeitpunkt
an dem wir das feststellen kommt bei jedem irgendwann. Je
früher, desto besser. Darum schaut Popstars und Berlin Tag
und Nacht, wenn ihr das wollt ... niemand hat das Recht zu
urteilen, auch wenn sich der Ein oder Andere anmaßt, es zu
tun.

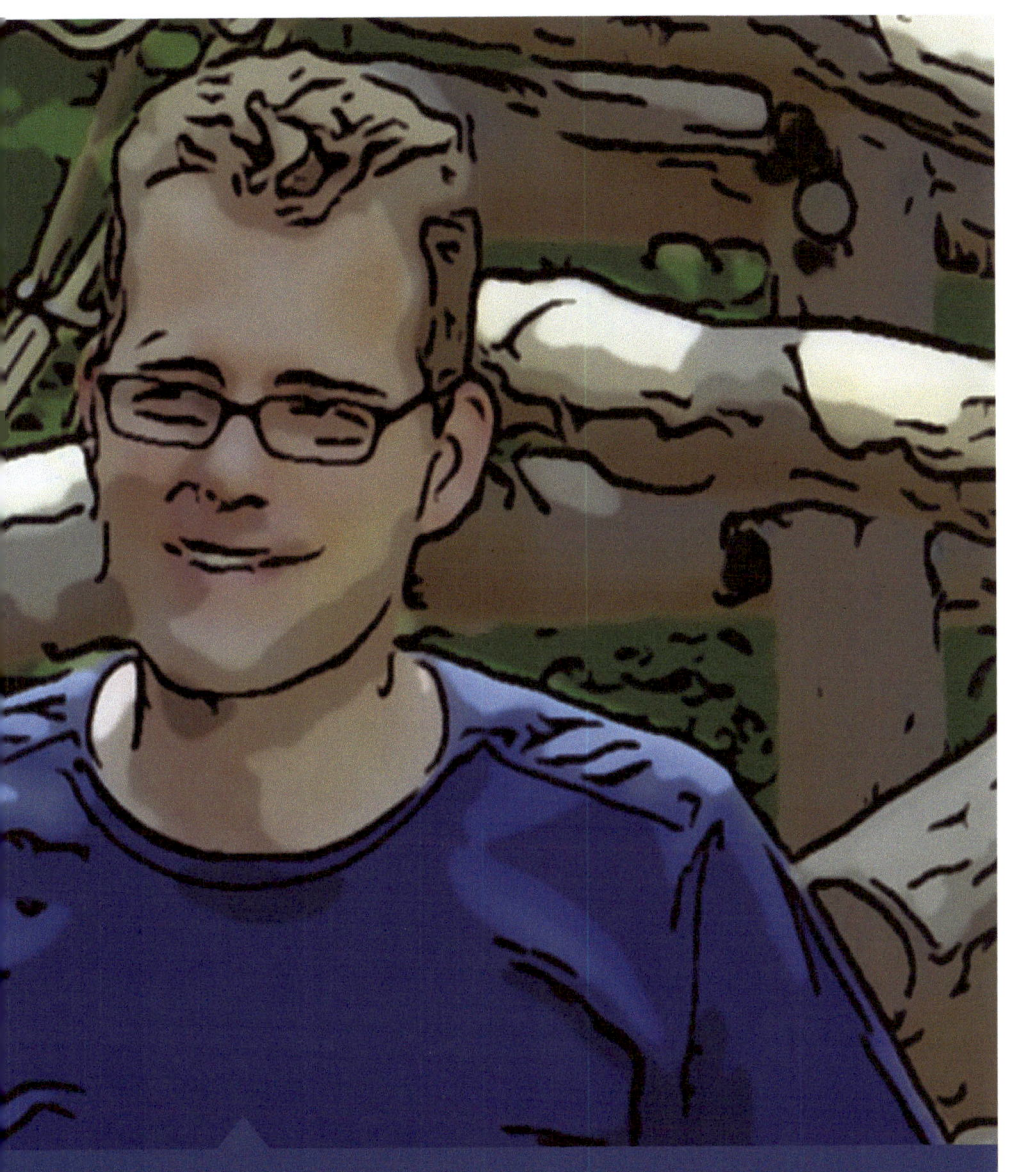

Auch aus Steinen, die dir in den Weg gelegt

werden, kannst du etwas Schönes bauen.

Es gehört zu den vielen
Merkwürdigkeiten des Lebens,
dass der Mensch immer bissiger wird,
je weniger Zähne er hat.

- Stefan Heym

Im Hinterhof

Wir entscheiden uns noch ein wenig auf die Hotelterrasse zu gehen und den warmen Abend bei Wein und einer kalten Cola Light ausklingen zu lassen. An der Rezeption sagt man uns, dass die Terrasse leider nicht begehbar ist. Das heißt begehbar schon, nur kommt man nicht mehr ins Hotel, weil die Türen verschlossen sind und es keine Klingel gibt. Das Offenlassen der Türen möchte man verständlicherweise nicht haben, weil dann die ganze Wärme ins Hotel zieht. Man bietet uns dann auf dem fragwürdigen Hinterhof ein Zweier-Plätzchen an. Dort sitzt man zwar zwischen den Autos und Blicken der umliegenden Gebäude, aber besser als im warmen Zimmer zu sitzen. Melanie bestellt sich einen Weißwein und ich nehme mir mein Getränk mit zu den Stühlen. Etwa fünf Minuten später bringt man uns noch Knabbereien hinaus. Das Ambiente ließ zwar ein wenig zu wünschen übrig, aber wir waren ja auch nicht zum Spaß in Nürnberg und die nette Dame vom Hotel tat was sie konnte.

Zum Ersten Mal an dem Tag haben wir uns dann angeschwiegen. Wir wussten beide, dass wir uns erst am nächsten Tag nach der Operation, oder sagen wir lieber Eingriff dazu, wiedersehen. Es war auch schon halb Zehn und ich musste langsam wieder ins Krankenhaus zurück. Wir hassen es beide getrennt zu sein. Es ist vielleicht kaum vorstellbar, aber wir machen Alles zusammen. Das ist auch der Grund warum sie mitgekommen ist. Ich habe ihr gesagt, dass sie nicht mitkommen und sich den Stress doch sparen soll. Schließlich sind es nur drei Tage und eigentlich nur ein Tag an dem wir uns nicht sehen würden. Sie sagte mir aber von Anfang an, dass es da keine Diskussionen gibt. Sie fährt mit und möchte bei mir sein. Ich kann das gut nachvollziehen, denn ich würde genau das Gleiche tun.

„Ich komme morgen noch vor deiner Operation zu dir ins Krankenhaus."

„Es ist keine richtige Operation - nur ein kleiner Eingriff."

„Doch, es ist eine Operation und ich sage auch Operation dazu."

„Es geht um 7 Uhr morgens los, das wäre wirklich ein Blödsinn."

„Das musst du schon mir überlassen."

„Und was ist mit deinem Frühstück?"

„Das lasse ich ausfallen."

„Tu mir doch den Gefallen, frühstücke im Hotel und komm danach bei mir vorbei. Ich werde nach der Vollnarkose ohnehin noch eine Zeit lang schlafen. Stress dich wenigstens dabei nicht."

Sie willigte ein.

„Ich stell mir den Wecker vor 7 Uhr und ruf dich nochmal an", versprach ich ihr.

Man sah ihr an, dass es ihr schwer fiel mich jetzt dann gehen zu lassen. Es ist nur ein harmloser Eingriff - trotzdem ist die Anwendung einer Vollnarkose selbst immer ein Risiko. Wenn jemand krank ist oder Schmerzen hat, dann sieht man leichter eine Rechtfertigung dahinter, als wenn sich ein gesunder

Mensch narkotisieren lässt. Ich wusste, dass es ein kleiner Eingriff ist und hatte wider Erwarten bisher keine Angstgefühle oder spürte das Auftreten von Nervosität. Bei jedem kleinsten Anflug von Nervosität schwenkte ich sofort um und dachte an den Empfänger: „Nicht mehr lange, dann geht es dir hoffentlich wieder gut."

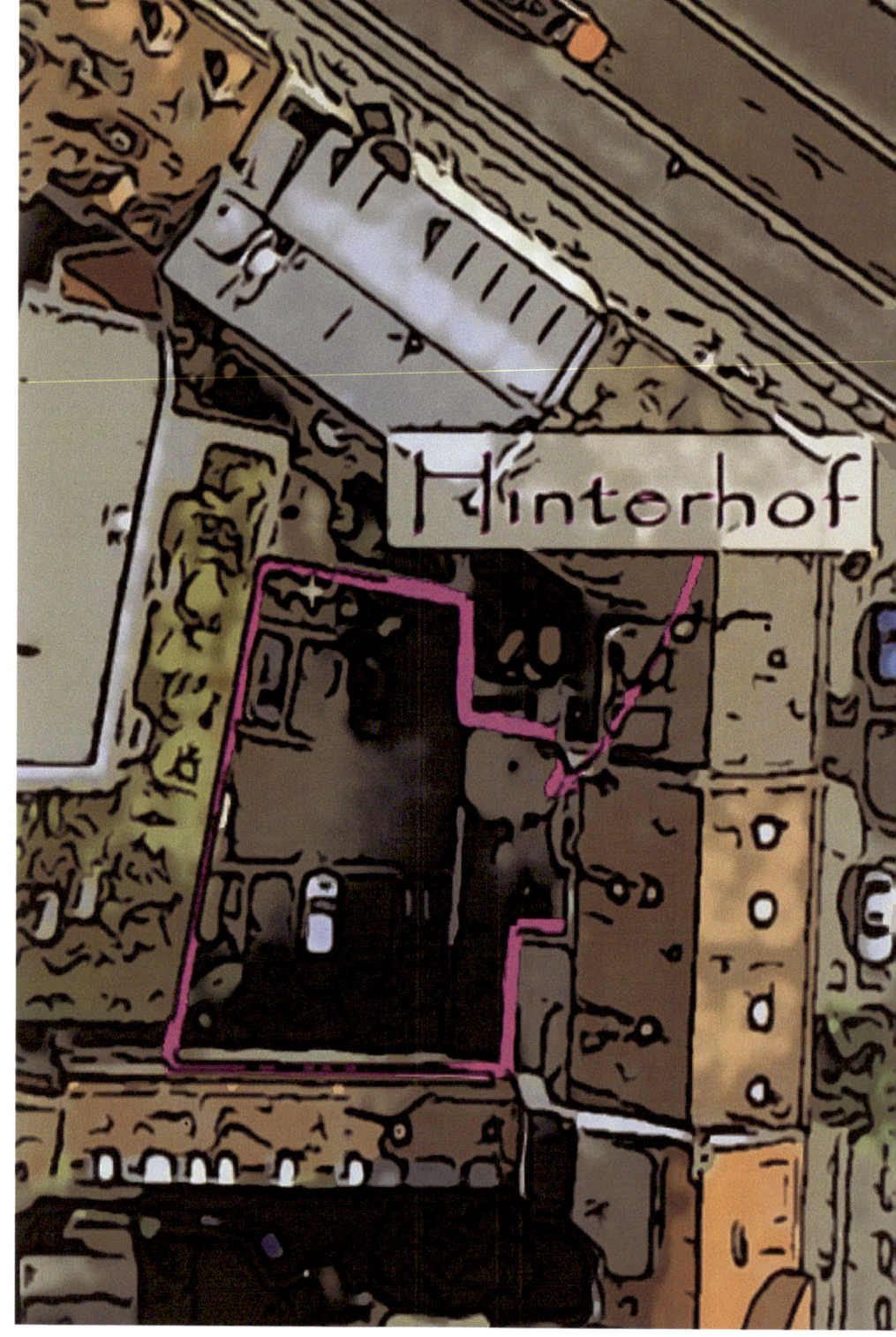

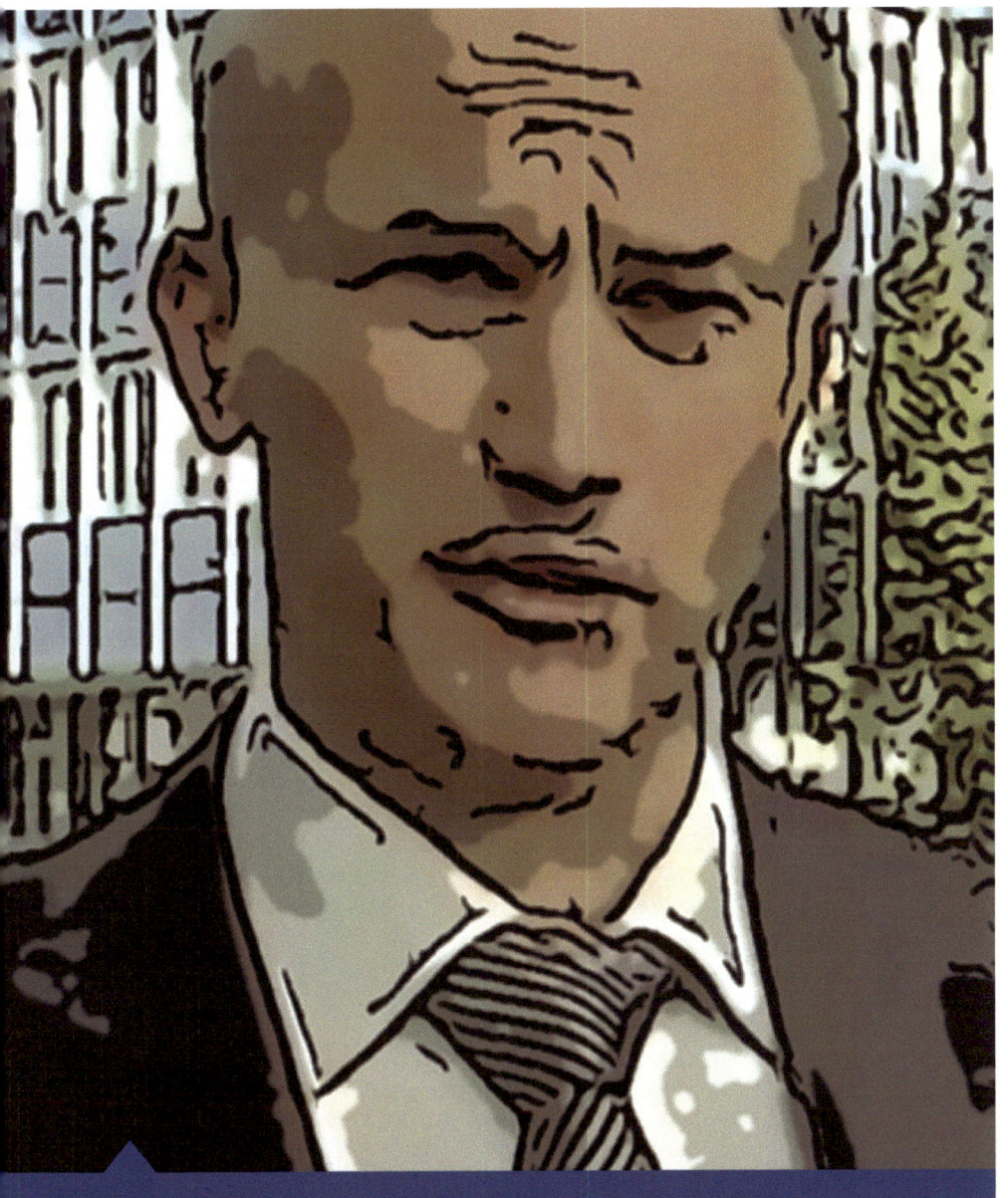

Es bleibt spannend ...

Die Erfahrung ist wie eine Laterne im Rücken; sie beleuchtet stets nur das Stück Weg, das wir bereits hinter uns haben.

- Konfuzius

Zurück ins Krankenhaus

Wir klingeln an der Hintertür und warten bis man uns aufmacht. Diesmal dauert es ein wenig länger. Die Rezeptionistin ist zur fortgeschrittenen Stunde gleichzeitig Barfrau und stand jetzt hinter jener. Deshalb hat es ein wenig gedauert, bis sie zur Rezeption zurückgelaufen war und den Türöffner drücken konnte.

„Den Wein bitte auf mein Zimmer schreiben und wir brauchen noch ein Taxi", sagt Melanie zu ihr.

„Wird gemacht und das Taxi ist gerufen!"

Und wieder, das Taxi war in nicht einmal einer Minute da. Man könnte glauben, die warten nur auf den Anruf vom Best Western. Wahrscheinlich liegt der ganze Zauber nur darin, dass der Stand des Unternehmens direkt um die Ecke angesiedelt war. Die Verabschiedung fiel kurz aus. Melanie war den Tränen nah und ich wollte es nicht soweit kommen lassen.

„Wir sehen uns morgen wieder, schlaf gut und ich liebe dich!", sagte ich ihr noch, bevor das Taxi losfuhr. „Zum Klinikum Nord bitte."

Der Fahrer sah Melanie und ihren traurigen Blick.

„Zur Notaufnahme?", fragte er mich aufgeregt.

„Nein, zum Haus 12 bitte", sagte ich mit ruhiger Stimme.

Der Fahrer schien ein wenig irritiert von der Situation und fuhr los. Im Rückspiegel wurde Melanie immer kleiner. Ich hasse das Gefühl.

Diesmal war der Fahrer ein etwas älterer Mann - war mir aber ohnehin lieber. Er hatte einen wesentlich flotteren Fahrstiel. Ich hätte auch mit den Öffentlichen fahren können, wollte aber nicht zu spät im Krankenhaus auftauchen. 22:oo Uhr war sehr großzügig und mir liegt sehr viel an Pünktlichkeit. Eine deutsch-österreichische Tugend eben. Wie gewohnt schwiegen der Taxifahrer und ich uns an. Die Fenster waren ganz heruntergelassen und ich versuchte, den kühlen Fahrtwind zu genießen. Wir fuhren wieder einmal an der Altstadt vorbei.

Nürnberg ist eine schöne Stadt", sagte ich dann wie ferngesteuert.
„Die Altstadt schon."
Ende der Konversation. Die Altstadt sieht aus, als wäre die Zeit dort stehengeblieben.
Alte Burgmauern, Türme und große Flaggen mit Wappen darauf. Ich glaube die sehen wir uns irgendwann noch genauer an. Diesmal sind wir in Rekordzeit da - um die Uhrzeit war allerdings auch kaum Verkehr.
„Ich brauche bitte eine Quittung."

Mein Vater gab mir den besten Rat meines Lebens. Er sagte: „Was du auch tust, auf keinen Fall darfst du mit 65 aufwachen und darüber nachdenken, was du versäumt hast." - George Clooney

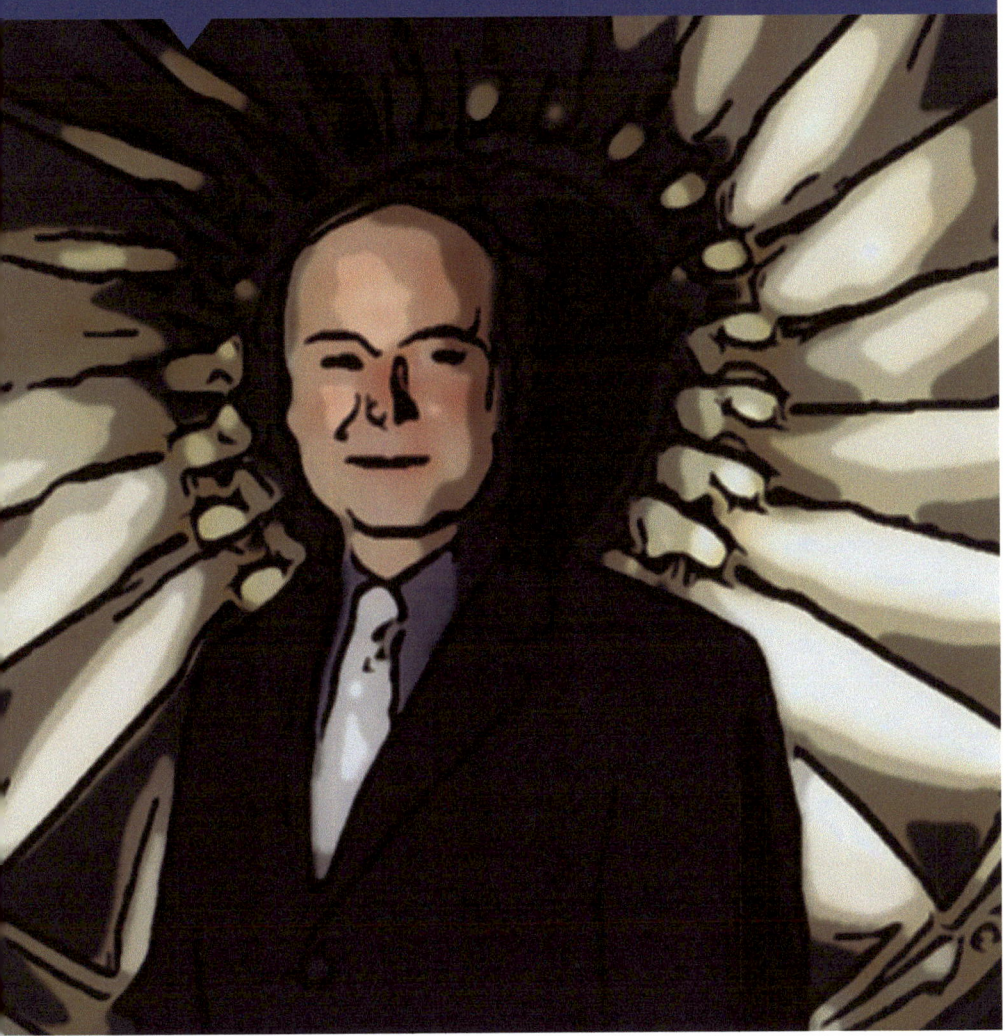

Wenn du damit beginnst, dich denen aufzuopfern, die du liebst, wirst du damit enden, die zu hassen, denen du dich aufgeopfert hast.

- George Bernard Shaw

Hotel Klinikum Nord

Bevor ich in Zimmer 125 ging, meldete ich mich noch bei den Nachschwestern zurück:

„Ich wollte nur kurz Bescheid geben, dass ich wieder hier und ab jetzt im Zimmer bin."

„Ah, Sie sind der Spender. Ok, vielen Dank - rufen Sie uns wenn Sie etwas brauchen."

Mein Spenderkollege im Zimmer war noch wach und schaute fern. Ich glaube es waren die Nachrichten. Das machte es mir ein wenig einfacher, denn ich musste nicht allzu leise sein. Es wäre mir wesentlich unangenehmer gewesen, wenn er schon geschlafen hätte.

„Servus, wie geht es dir mittlerweile?"

„Jetzt geht es mir viel besser. Ich freu mich schon auf morgen früh, auf die Abreise."

„Das glaube ich dir."

Er hatte eigentlich schon alles hinter sich, war schon wieder in seiner normalen Kleidung unterwegs und sah wirklich schon viel besser aus. Auf meinem Krankenbett lag bereits der berühmte Kittel. Als ich ihn sah merkte ich wieder einen Hauch von Nervosität aufsteigen.

„Wie geht es jetzt wohl dem Empfänger? Morgen bekommt er sein Heilmittel. Ob er auch schon aufgeregt ist? Vielleicht kann er es kaum erwarten."

Die Nervosität war wieder weg.

„Ich hab so gut es geht sauber gemacht im Bad", sagte mein Bettnachbar ein wenig verhalten und mit leicht beschämtem Blick.

„Die haben zwar gesagt, dass sie noch jemanden zum Saubermachen vorbeischicken, haben sie aber wohl vergessen."

„Kein Problem - mach dir keine Gedanken", beruhige ich ihn.

Nicht, dass mir der Geruch von Galle nichts ausmachen würde, im Gegenteil, aber wer weiß wie es mir morgen geht. Also ab zur letzten Waschung und zum Zähneputzen ins Bad.

Weit und breit kein Geruch von Erbrochenem und sonst auch alles schon leergeräumt und sauber. In der Dusche sind komische Flecken am Boden - die konnten allerdings nicht von meinem Bettnachbarn sein. Die Flecken waren permanent und konnten nicht mehr weggewischt werden. Ich ließ zur Sicherheit meine Badesandalen an und stieg unter die Dusche.

„Hast du Hausschuhe dabei?", frage ich meinen Bettnachbarn.

„Ja, warum?"

„Im Bad ist der Boden ein wenig rutschig. Ich habe so gut es geht nachgewischt, aber sei bitte trotzdem vorsichtig falls du hineingehst."

„Ach so - ja mache ich."

Ich ziehe den weißen Kittel an.

„Machst du dich schon fertig für die Operation?"

„Morgen geht es ja relativ früh los, dann muss ich mich nicht auch noch umziehen."

„Da hast du recht. Das ist vielleicht ein blöder Kittel. Ein komisches Gefühl, dass der hinten offen ist."

„Aber wirklich!"

Ich lege mich ins Bett und decke mich zu.

„Das geht überhaupt nicht", denke ich mir schon nach kurzer Zeit.

Es war viel zu warm im Zimmer. Also deckte ich mich wieder ab und zog den Kittel soweit es ging über meine Oberschenkel, denn sonst hätte es noch komischer ausgesehen. So fühlt es sich wohl an, wenn man nackt schläft. Es ist ein komplett anderes Gefühl, wenn der nackte Hintern auf dem Betttuch aufliegt bzw. keine Hose mehr dazwischen ist.

Handy und Notebook hängen am Netz und das Tablet liegt in der Schublade.

„Ich könnte noch einige Aufgaben meiner Studenten korrigieren", kam es mir durch den Kopf, „Dann sammelt sich nicht so viel an."

Ich hatte meinen Studenten bereits vorher angekündigt, dass ich die Tage nicht erreichbar sein werde, sie schickten mir natürlich trotzdem ihre Aufgaben zur Korrektur. Das ist jedoch kein Problem - im Gegenteil - so ist es auch gewünscht. Doch dann nahm ich lieber mein Handy und schrieb Melanie noch kurz, dass ich gut angekommen bin und jetzt schon im Bett liege. Ihre Antwort ließ nicht lange auf sich warten. Ich schrieb ihr noch, dass ich mich morgen noch vor der Operation bei ihr melde und stellte mir dann den Handywecker.

„Lass es für heute gut sein. Dir wird morgen noch langweilig genug sein, dann kannst du noch immer Aufgaben korrigieren und Emails beantworten."

Im Fernseher lief eine bayrische Heimatreportage.

„Willst du etwas anderes sehen?"

Beim Fernseher lag noch eine zweite Fernbedienung. Ich stellte es mir amüsant vor sich mit zwei Fernbedienungen über einen Sender zu streiten und wie wir statt fern zu sehen eigentlich nur hin und her schalten würden.

„Nein, lass ruhig", schmunzelte ich zurück.

Ich schaute ohnehin nicht mehr bewusst. Wir unterhielten uns nebenbei noch ein wenig über unsere Jobs und kurz darauf schaltete er den Fernseher aus. Damit war es still geworden. Obwohl, so richtig still war es eigentlich nicht, denn etwas hört man ja immer. In diesem Fall waren es Schritte vor der Türe und ab und zu das Klimpern von Geschirr. Draußen war wohl noch einiges los. Ich versuchte eine angenehme Position zu finden und mich zu entspannen.

„Ob Melanie schon schläft?"

Es war auch für sie ein anstrengender Tag und die Hitze machte ihr auch ganz schön zu schaffen. Ich nahm mein Handy und schaute noch einmal zu Hause über unsere Überwachungskamera in die Wohnung um zu sehen was unser Kater und unsere Hasen gerade so treiben. Alles ok, nichts Aufregendes ...

Der wahrhaft große Mensch
ist der, der niemanden beherrscht
und der von niemandem
beherrscht wird.

- Khalil Gibran

Bewusst-Sein

Ich hatte mir schon vor Tagen vorgenommen, wenn es denn so weit ist bzw. am Abend vor der Operation, mir noch einmal vollkommen Bewusst zu werden und mein Blut und meine Stammzellen mit positiven Gedanken zu stimulieren und „aufzuladen". Sie sollten ihr Bestes geben und den Erfolg der Genesung beim Empfänger damit verbessern. Ich tauchte also ein in das Bewusstsein, bzw. was ich für das Bewusstsein halte und formte meine positiven Gedanken speziell auf den Beckenknochen und das dort enthaltene Blut bzw. Stammzellen. Danach formte ich noch einige Gedanken für meine eigene Genesung und das schnelle und unkomplizierte Abheilen meiner Wunden. Ich hoffte natürlich, dass es sich auch lohnen würde, aber eigentlich lohnen sich positive Gedanken immer.

Nachdem auch das erledigt war, hätte ich am liebsten geschlafen. Allerdings ist das nicht immer ganz so einfach und eigentlich war es für mich auch noch zu früh. Ich gehe oft zwischen 23:00 und 01:00 Uhr ins Bett (manchmal auch später), weil ich nach meiner regulären Arbeit und ein wenig gemeinsamer Zeit und Aktivitäten mit Melanie noch einiges zu tun habe.

Schlafen konnte ich also noch nicht. Dazu kam noch, dass ich vor kurzem einen Bericht gesehen hatte, dass es durchaus

Menschen gibt, die eine Operation trotz Narkose bewusst miterleben. Sie konnten sich nur nicht bemerkbar machen. Das wäre nicht schön, aber immerhin, ist es keine Herztransplantation. Plötzlich geht die Zimmertüre auf und eine der Nachtschwestern kommt herein. Sie stellt sich kurz vor und sagt, dass sie ab jetzt hier ist und wir läuten sollten falls etwas sein sollte. Was jetzt kommt hört bzw. liest sich vielleicht komisch, denn wie bereits öfters erwähnt, war mir völlig klar, dass es nur ein kleiner harmloser Eingriff werden würde. Ich hatte keine Angst und trotzdem ist es, eigentlich zu jeder Zeit, erlaubt sich Gedanken darüber zu machen.

„Was ist wenn ich morgen früh sterbe?"

Darüber habe ich mir noch nie so richtig Gedanken gemacht. Was wäre, wenn ich Melanie heute das letzte Mal gesehen hätte? Mir war sofort klar, dass die Verabschiedung meinerseits dafür zu herzlos war. Aber ist es denn nicht immer so?

„Verabschiede dich von deinen Geliebten immer so, als würdest du sie das letzte Mal sehen."

Jedes Mal wenn du deine Wohnung verlässt kann dir etwas passieren - auch in der Wohnung ist man davor nicht geschützt. Mir gingen einige dieser Sprüche durch den Kopf. So auch dieser:

„Lebe jeden Tag so, als wäre es dein Letzter."

Ich glaube das ist wohl der Bekannteste. Ich verstehe den Sinn hinter diesen Sätzen, würde sie selbst jedoch nie 1:1 umsetzen. Sie zeigen aber definitiv in die richtige Richtung. Trotzdem, nur einmal angenommen ich würde morgen sterben - wäre ich bereit dafür oder hätte ich Angst vor dem was ist oder eben nicht mehr ist.

Ich kam zu dem Entschluss und bin auch heute noch der Meinung, dass es keinen Grund gibt sich vor dem Tod zu fürchten. Unser Multiversum ist so groß und komplex, dass der Tod aus meiner Sicht nicht das Ende sein kann. Es ist der Anfang von etwas Neuem. Auch das mag komisch klingen, trotzdem bin ich der festen Überzeugung. Es gibt so viele Dinge in dieser Welt für die wir verschlossen sind und welche wir noch nicht verstehen können und teilweise wollen, dass es nicht verwunderlich ist, wenn wir auch mit dem Tod nichts anfangen können. Was wir nicht kennen und verstehen kann erst einmal nur negativ sein. Wer sagt jedoch, dass es nicht eine Art „Aufstieg" oder „Ende unserer materiellen Bewährungszeit auf Erden" sein kann? Gut, damit hätte ich festgestellt, dass ich keine Angst vor dem Tod habe, wenn es denn einmal so weit ist - aber wäre ich auch bereit dafür. Das kann ich leider nicht behaupten, denn ich hänge zu sehr an einer Person. Wir sind ein Paar, beste Freunde und Seelenverwandte - wir sind Eins.

*Wege klug zu handeln: erstens
durch Nachdenken, das
ist das edelste; zweitens
durch Nachahmen, das ist
das leichteste; drittens durch
Erfahrung, das ist das Bitterste.*

- Konfuzius

Guten Morgen

Um 6:30 läutet mein Handywecker. Ich konnte ohnehin nicht gut schlafen und drehte mich die ganze Nacht hin und her. Alleine das geknarze vom Bett war schon unangenehm. Ich sehnte mich schon jetzt nach meinem eigenen Bett. In dieser Beziehung würde ich mich als zu verweichlicht ansehen. Ein gewisses Maß an Ehrlichkeit und guter Selbsteinschätzung ist immer angebracht. Mein Schwiegervater erzählt an solchen Stellen immer gerne vom Bund. Die Geschichten sind immer sehr amüsant, auch wenn ich mich nur schlecht hineinversetzen kann, weil ich nie dort war.

Früher war man eher der Ansicht, dass es den jungen Männern schaden würde, wenn sie nicht beim Bund waren, denn wer würde ihnen schließlich sonst Disziplin und Ordnung beibringen? Lassen Sie mich mal kurz überlegen. Ich glaube, dass haben meine Eltern erledigt. Schuhe putzen und sogar Bettmachen haben sie mir übrigens auch beigebracht. Nur den übermäßigen Alkoholgenuss, den haben wir ausgelassen. Nach den Erzählungen von Bekannten geht es beim Bund heute ohnehin nicht mehr ganz so ernst zu.

Ich war also nicht beim Bund, die Musterung musste jedoch jeder mitmachen. Ergebnis der Musterung: Fliegertauglichkeit. Bei der abschließenden Frage, was ich denn gerne machen wolle, habe ich dann geantwortet: „Zivildienst." Der Zivildienst dauerte in Österreich zu diesem Zeitpunkt noch 12 Monate und die Ableistung des Wehrdienstes dagegen nur neun. Ich wusste jedoch schon lange vor der Musterung, dass ich Zivildienst leisten möchte. Mir lief ja schließlich auch nicht die Zeit davon. Was waren schon drei Monate mehr oder weniger. Dafür würde ich aus meiner Sicht auch etwas Gutes für andere tun. Mein Land zu verteidigen schien mir etwas komisch. Gegen wen denn? Gäbe es überhaupt jemanden gegen den wir uns verteidigen könnten?

Bis unsere Kampfflugzeuge in der Luft sind, haben sie selbst doch schon unsere Staatsgrenzen verlassen und jeder „Feind" ist schon wieder über uns drüber und weg. Was ich schreibe mag Blödsinn sein, war jedoch damals meine Ansicht. Ich setzte daher das Schreiben für Zivildiener mit dem Standartsatz: „Ich kann das Tragen und benutzen einer Waffe leider nicht mit meinem Gewissen vereinbaren" auf und schickte es der zuständigen Behörde. Kurz darauf kam ein Schreiben, dass ich meinen Dienst als Zivildiener ableisten dürfe. Ich kümmerte mich, mit der Unterstützung meiner Mutter, um eine Zivildienststelle in der Nähe und alles war geklärt.

Als ich im Jahr 2000 mit meiner Abschlussklasse für zwei Wochen in die Türkei flog, lernte ich Melanie kennen. Sie kam aus München und wir verliebten uns. Jetzt machten die drei zusätzlichen Monate des Zivildienstes plötzlich doch einen Unterschied. Ich setzte erneut ein Schreiben auf - diesmal erklärte ich, dass ich es doch mit meinem Gewissen vereinbaren konnte eine Waffe in die Hand zu nehmen und verkürzte damit die Wartezeit von 12 auf 9 Monate.

Dann fand ich ein weiteres „Schlupfloch" und zog nach München. Die Wartezeit verkürzte sich von 9 auf 0 Monate. Denn Österreicher die im Ausland einer geregelten Arbeit nachgehen und ihren Hauptwohnsitz im Ausland haben, müssen bis zur Rückkehr keinen Wehrdienst leisten. Meine Eltern waren verständlicherweise wenig begeistert, standen jedoch hinter meiner Entscheidung. Seit dem bekomme ich jedes Jahr einen Brief vom Bund und muss erklären, was ich mache und wo ich bin. Das nehme ich gerne in Kauf.

Es ist nicht so, dass ich die Angelegenheit nicht ernst nehme - vielmehr halte ich mich an die Regularien die von anderen klugen Köpfen aufgestellt wurden. Es gibt meistens einen Weg, sein Ziel schneller zu erreichen. Das war schon immer so und ist oft nur eine Frage des persönlichen Einsatzes.

*Inmitten von Schwierigkeiten
liegen günstige Gelegenheiten.*

- Albert Einstein

Jetzt geht's los

Ich schreibe Melanie kurz eine SMS, dass es jetzt dann gleich losgeht und ich mich schon wieder auf sie freue. Sie soll sich keine Sorgen machen und ihr Frühstück genießen, denn wir würden uns ja bald wieder sehen und morgen schon wieder nach Hause fahren. Anscheinend hatte sie auch einen schlechten Schlaf und sich den Wecker ziemlich früh gestellt, denn auch diesmal ließ die Antwort nicht lange auf sich warten. Ich sperrte noch meine Wertsachen in den Schrank. Nicht weil ich meinem Bettnachbarn nicht vertraute, sondern weil es im Falle eines Verlustes nur zu einer unangenehmen Situation für alle Beteiligten führen würde. Dann versuchte ich noch einmal, auf die Toilette zu gehen. Ich hatte zwar seit gestern Mittag im Alten Moritz nichts mehr gegessen, seitdem hatte ich jedoch auch keinen Stuhlgang mehr und es meldete sich langsam mein Darm.

„Und jetzt?", dachte ich mir. „Wenn man mich jetzt abholt dann wird es sicher plötzlich ziemlich dringend. Es ist immer das Gleiche. Habe ich in Narkose überhaupt Kontrolle über mein Rektum? Deshalb sollte ich auch nüchtern sein. Ich hoffe es passiert kein Malheur."

Die Zimmertüre geht auf und eine Krankenschwester steckt ihren Kopf durch den Spalt.

„Herr Bachbauer?"

„Ja?"

Ich lehne mich vor, so dass wir uns besser sehen können.

„Ah, Sie sind schon umgezogen. Sie werden gleich von einem Pfleger abgeholt und zur Narkose gebracht."

„OK!"

Ich legte mich wieder zurück und deckte mich zu.

"Jetzt geht's dann gleich los.", dachte ich mir.

Wieder überkam mich kurz das Gefühl von Nervosität.

„Wie geht es dem Empfänger wohl gerade? Hat man sein Immunsystem bereits vollständig abgetötet? Frühstückt er gerade und denkt dabei an mich und wie es wohl mir gerade geht? Ich hoffe es geht ihm gut und er freut sich auf meine Spende."

Die Türe ging erneut auf und die Krankenschwester holte mich bzw. das Bett in dem ich lag.

„Möchten Sie sich nicht aufsetzen?"

Krankenhausbetten haben ja meist eine Fernbedienung, mit dem man das Kopfteil des Bettes hoch und runter stellen kann. Meines war ganz unten - ich schlafe gerne flach.

„Nein danke, das passt mir genau so."

„Aber dann können Sie ja nicht sehen wo wir hinfahren!"

„Das muss ich auch nicht unbedingt."

Ich kam mir schon ein wenig blöd vor, denn ich war ja nicht schwerkrank - obwohl es jetzt wohl für einen Außenstehenden so aussah.

„Egal, ich habe jetzt keinen Kopf für Anstand und Würde - wird ohnehin überbewertet", ging es mir durch den Kopf.

Sie schob mich erst einmal nach draußen in den Flur und sagte mir dann noch einmal, dass der Pfleger mich gleich abholen würde. Ich hatte keine Uhr dabei, aber es vergingen gefühlte 15 Minuten in denen ich dort lag und verschiedene Leute an mir vorbei gingen.

Ich schaute die ganze Zeit an die Decke und ließ meine Augen über die Beleuchtung und die Abdeckungen schweifen - ohne, dass ich mir dabei über irgendetwas richtige Gedanken gemacht hätte. In der Zwischenzeit stand dann noch einmal kurz eine andere Pflegerin vor mir.

„Was ist mit dem Ring?"

Ich habe meinen Verlobungsring noch an meiner rechten Hand. Ich gebe ihn ihr und sie versicherte mir, dass sie gut darauf aufpassen würde. Diesen Ring trug ich ununterbrochen seit 12 Jahren. Seit dem Tag an dem ich Melanie gefragt habe, ob sie mich irgendwann einmal heiraten will. Wir waren damals beide zu jung, wussten aber schon, dass wir uns mehr als nur eine kurze Beziehung wünschten.

Wir waren, nach 12 Jahren, noch immer nicht verheiratet. Es war auch nie dringend für uns und wir gaben nie viel darauf, was sein sollte und versuchen Zwänge von außen so gut es geht zu vermeiden. Trotzdem ist es jetzt endlich an der Zeit. Wenn ich aus dem Krankenhaus wieder draußen bin, wird das eines meiner, oder unserer, nächsten Aufgaben sein. Wir hätten vielleicht auch schon in diesem Jahr geheiratet, wollten aber einem gut befreundeten Paar aus unserer Familie nicht zuvor kommen. Sie haben sich schneller als wir entschieden und schon alleine aus Respekt würde es für uns nicht in Frage kommen, im gleichen Jahr zu heiraten. So gab es die letzten Jahre immer wieder etwas, warum wir die Hochzeit vor uns hergeschoben haben - wohlwissend, dass wir beide heiraten wollen.

Nicht zu Letzt ist es ja auch eine Preisfrage. Wir sind in den 12 Jahren öfters mal umgezogen und das ist natürlich auch nicht gratis. Jetzt hat Melanie zwar ihre Arbeit gekündigt und macht sich selbstständig - trotzdem will ich meinerseits zumindest keine Ausrede mehr gelten lassen. Das Leben ist zu kurz, um es nicht zu leben.

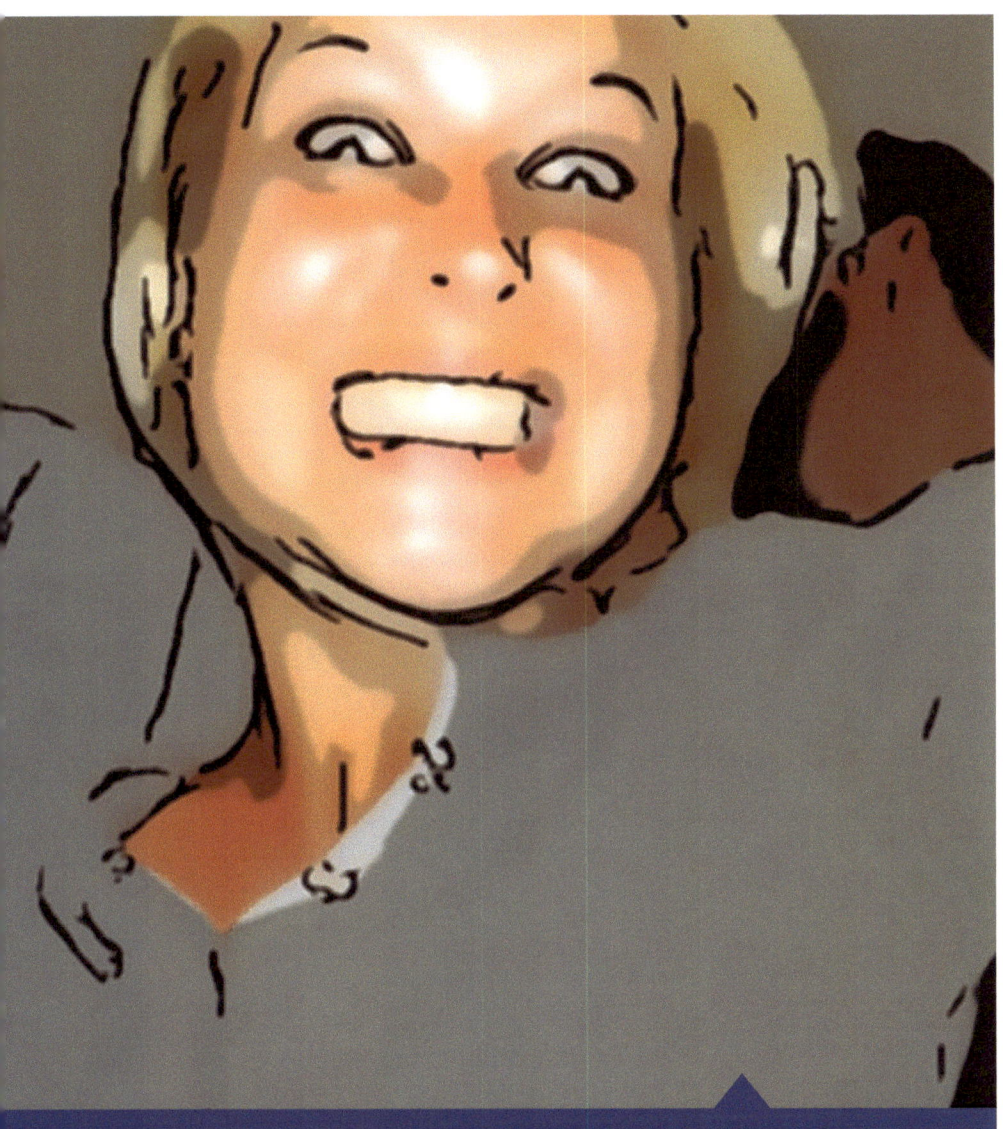

Man will nicht nur glücklich sein, sondern glücklicher als die anderen. Und das ist deshalb so schwer, weil wir die anderen für glücklicher halten, als sie sind.

Nicht den Tod sollte man fürchten, sondern dass man nie beginnen wird, zu leben.

- Marcus Aurelius

Der Eingriff

„Herr Bachbauer?"

„Ja!"

Der Pfleger stand vor mir.

„Was soll bei Ihnen gemacht werden?"

„Ich spende Knochenmark!"

Eine Kontrollfrage die ich vor der Operation noch öfters hören würde. Das ist jedoch auch gut so, denn ich möchte nicht mit einer Gliedmaße weniger oder einem fehlenden Organ wieder aufwachen. Er nahm das Bett mit und schob mich in den Aufzug. Wir wechselten die Stockwerke fuhren am Klavier vorbei und ich schaute währenddessen die ganze Zeit auf die Decke. Keine Spur von Nervosität oder Aufregung. Wir bleiben stehen und der Pfleger meint:

„Jetzt sind wir leider ein wenig zu spät."

„Warum?"

„Es gibt hier Slots im halbstündigen Takt. Wenn wir ein wenig früher hier gewesen wären, dann wären Sie jetzt schon dran."

Ich verstand es nicht ganz, fragte aber auch nicht nach. Eines war jedenfalls klar - ich hatte es nicht eilig. Ein wenig später ging dann die silberne Schiebetüre auf und der Pfleger schob mich in den Raum.

„Wer sind Sie?"

„Bachbauer"

„Wann sind die geboren?"

Ich sage ihr mein Geburtsdatum.

„Was soll bei Ihnen gemacht werden?"

„Ich spende Knochenmark."

„Sind Sie gegen irgendetwas allergisch?"

„Penizillin."

„Sie werden diese Fragen gleich noch einmal gefragt, aber keine Sorge, das ist so gewollt und hat nichts damit zu tun, dass wir dumm sind und uns nichts merken können."

Ich empfand es nicht als nervig, im Gegenteil, es gab mir mehr Sicherheit darüber, dass die Leute hier wissen was sie tun.

„Ich verstehe, Qualitätssicherung", entgegne ich ihr.

„Ja, stimmt", lächelt sie zurück.

Im nächsten Raum waren dann drei Personen und zumindest einer davon schon in grün gekleidet. Ich kam dem Operationssaal schon näher.

Der Mann in grün stellte sich mit Titel und Name vor und fragte mich erneut wer ich bin, wann ich geboren bin, was gemacht werden soll und ob ich Allergien hätte. Ich sage auch ihm, dass ich gegen Penizillin allergisch bin.

„Und wie äußert sich das?"

„Das kann ich Ihnen nicht sagen. Ich weiß nur, dass ich mit sechs Jahren das erste Mal operiert worden bin, und seitdem sagen soll, dass ich gegen Penizillin allergisch bin."

„Na gut, wir verwenden bei Ihnen heute ohnehin kein Penizillin. Da sollten wir dann auch kein Problem bekommen."

Weitere Informationen zum Vorgang im Internet:
Seite: *http://de.wikipedia.org*
Suche nach: *Penizillin*

Als nächstes wurde dann die Infusion gelegt und ich sollte Sauerstoff einatmen.

„Sie machen das sehr gut."

„Kann man das auch schlecht machen?", fragte ich mich - aber egal.

Ich bekam eine kleine Klammer an meinen Finger hörte meine Herzfrequenz als halblauten Ton neben mir. Anhand des Tons versuchte ich zu erkennen, ob ich vielleicht doch irgendwie aufgeregt war bzw. ob die Töne schneller wurden. Nichts. Ich fühlte mich auch nicht nervös.

„Sie werden jetzt gleich einschlafen und können, wenn Sie glauben dass Sie das schaffen, auch bis 30 zählen."

Bei anderen Operationen bzw. Narkosen sagte man immer zu mir, dass ich bis zehn zählen soll. Ich wusste schon, dass es nicht mehr lange dauern konnte und ersparte es mir.

Weitere Informationen zum Vorgang im Internet:
Seite: *http://de.wikipedia.org*
Suche nach: *Stammzelltransplantation*

Monde und Jahre vergehen,
aber ein schöner Moment
leuchtet das Leben hindurch.

- Franz Grillparzer

Aufwachen

„Herr Bachbauer!", vernahm ich es kurz und prägnant.
Ich öffnete meine Augen. Schon alles vorbei. Ich hatte keine
Schmerzen, merkte nur, dass ich extrem müde war und meine
Augen kaum offen halten konnte. Ich war also im Aufwachraum und wurde gerade aufgeweckt. Ich schaute mich nicht
um, vernahm jedoch, dass mehrere Leute in dem Raum lagen.
Es schien mir auch mehr eine Halle als ein Raum zu sein.
    „Ich glaube Herr Bachbauer ist dann soweit", vernahm ich
aus der Nähe.
    Ich versuchte mit aller Gewalt, meine Augen offen zu halten,
um zu signalisieren: „Ich bin wieder da!" Nach gefühlten 15
Minuten, obwohl ich mir sicher bin, dass mein Zeitgefühl in
der Situation bzw. dem Zustand völlig unbrauchbar war und
ich mir nicht einmal sicher bin, ob ich nicht vielleicht doch
noch einmal eingeschlafen bin, wurde ich wieder nach oben
gebracht. Kaum war ich im Flur meiner Station, war auch
schon Melanie da.

    „Hallo Schatz", sagte sie in ihrem gewohnt liebevollen Ton-
fall.
    „Wie geht es dir?"
    „Eigentlich ganz gut."
    „Hast du Schmerzen?"
    „Nein, überhaupt nicht. Schön dass du da bist!"

„Ja", sie stoppte kurz, „ich bin stinksauer!"

„OK, warum?"

„Sag ich dir dann, wenn wir im Zimmer sind."

Das Zimmer war leer. Mein Spenderkollege war schon abge-
reist - leider ohne, dass wir uns verabschiedet hatten. Schade.
War wirklich ein netter Kerl - muss er ja sein - sonst wäre er ja
kein Spender.

„Jetzt erzähl, was ist los?"

„Ich warte hier schon seit 8:00 Uhr auf dich und man wollte
mich einfach nicht zu dir lassen."

„Ok, wie spät ist es jetzt?"

„Nach 11:00 Uhr!"

„Ich habe mich schon fast mit einer der Krankenschwestern
gestritten."

„Bitte nicht, was hast du denn gesagt?"

„Das es bei uns in München kein Problem ist, einen Patienten im Aufwachraum zu besuchen. Daraufhin hat sie mich gefragt, wie ich mir das denn vorstellen würde und wenn jeder
runter in den Aufwachraum gehen würde, das Chaos vorpro-
grammiert wäre."

„Na die werden sich was von uns Münchner Schnöseln denken."

„Na und, ich habe doch recht."

Aus mehrfacher Erfahrung wussten wir, dass man in München die Patienten im Aufwachraum besuchen darf. So war es
zum Beispiel auch damals bei Melanie als sie nach ihrer Blind-
darm Operation aufgewacht ist. Hier in Nürnberg, zumindest
auf dieser Station, schien es anders zu sein. Melanie wusste
jedoch nicht, dass es hier eher wie eine Massenabfertigung
gehandhabt wird. Wie auch, sie war ja nicht dabei. Wenn ich

hier Massenabfertigung schreibe, dann meine ich das keineswegs negativ - es ist eben was es ist. Ein Krankenhaus das ständig operiert hat auch mehr Erfahrung.

Ich erklärte ihr kurz wie es „unten" so zuging und dass es wirklich komisch wäre, wenn plötzlich bei allen aufwachenden Patienten in der Halle auch noch die Familie stünde. Sie beruhigte sich schnell wieder und wir waren froh, uns wieder zu sehen.

Melanie erzählte mir von Ihrer Übernachtung und dem komischen Geräusch, dass sie ständig hörte.

„Es hat sich so angehört als würde jemand mit einem Flammenwerfer durch alle Zimmer gehen."

„Komisch", entgegnete ich ohne eine Schimmer zu haben, was das sein hätte können.

Adi, ihr Dad, klärte uns später auf und sagte, dass das Geräusch wohl vom hydraulischen Fahrstuhl kommt, der auch in der Nacht regelmäßig benutzt wurde.

„Wenn man sich in den Fahrstuhl stellt und er plötzlich erheblich absinkt bzw. nachfedert, dann ist es ein hydraulischer Aufzug gewesen, der macht ein fauchendes Geräusch."

Außerdem erzählte sie, dass sie kaum schlafen konnte. Es war ja schließlich nicht ihr Bett und auch das Kopfkissen war viel zu dünn für ihren Geschmack. Für diese Nacht würde sie sich wenigstens ein zweites Kissen holen.

„Ist alles klar bei dir?"

Während Sie so erzählte, lag ich neben ihr und versuchte, meine Augen offen zu halten.

„Ja, alles klar. Ich bin nur ein wenig müde und mir ist übel."

„Und Schmerzen?"

„Habe ich immer noch keine. Mir ist nur extrem warm."
Auch an diesem Tag hatte es wieder ca. 36 Grad. Ich war
unter der Decke noch mit einem gewärmten Handtuch zuge-
deckt. Melanie half mir, die Decken loszuwerden.

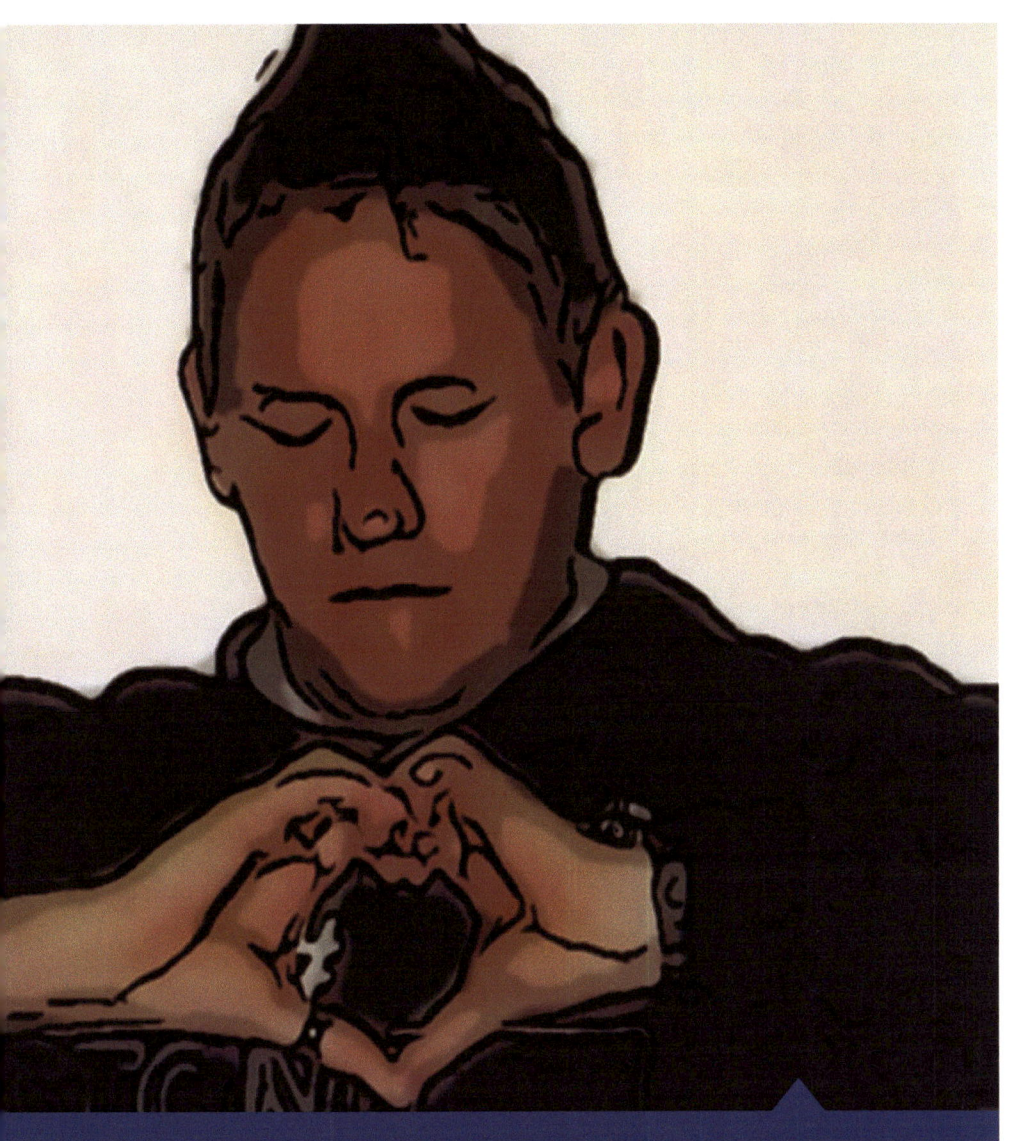

Man sieht nur mit dem Herzen gut,

das Wesentliche ist für das Auge unsichtbar.

Wer gern Recht behält, den überhört man.

- Lao Tzu

Am Tag nach der Operation

Die Türe ging auf und das Essen wurde hereingebracht.
„Hast du Hunger?", fragte mich Melanie.
„Ehrlich gesagt, überhaupt nicht! Mir ist übel und ich möchte nichts essen."
„Eine Kleinigkeit wenigstens!"
„Lieber nicht, ich möchte nicht, dass es mir wie meinem ehemaligen Zimmerkollegen geht."
„Aber wenigsten was trinken - solltest du schon."

Mein Schatz, immer besorgt und hilfsbereit. Ich setzte mich ein wenig auf und versuchte etwas zu trinken, doch schon nach dem Ersten Schluck merkte ich, dass es sich nicht gut anfühlt - mir wurde noch übler.

„Ich warte lieber noch, die lassen das Zeug ja hier noch eine Zeit lang stehen."
Plötzlich wurde mir extrem schwindelig. Ich stellte das Kopfteil des Bettes wieder ganz flach und legte mich hin. Dann bekam ich einen Schweißausbruch.
„Du bist ganz weiß im Gesicht Schatz, was ist denn los?"
„Mir ist schwindelig, das Aufsetzen hat mir nicht so gut getan. Ich bleibe lieber noch ein wenig flach liegen - das geht sicher bald vorbei."

Mein Kreislauf spielte noch nicht ganz mit. Ich hatte am Vortag nur wenig getrunken und es hatte wie an diesem Tag auch ca. 36 Grad. Ich verlor viel Flüssigkeit durch Schwitzen, nahm zu wenig zu mir und dann wurden mir ja noch ca. 1,5 Liter Blut abgenommen. Da kann einem schon mal schwindelig werden.

Melanie erzählte weiter von ihrem bisherigen Tag und der Übernachtung gestern, während ich schwindelig und schweigend neben ihr lag und zuhörte. Ich wippte immer ganz leicht mit dem Fuß, damit sie sah, dass alles ok ist. Ich scheine ohnehin eine Art „Restless Legs Syndrom" zu haben. Meine Füße still zu halten, gelingt mir nur im Schlaf oder mit größter Anstrengung. Es geht mir einfach besser, wenn ich ständig damit wippe. Das ständige Wippen mit den Beinen wird meist mit Nervosität verwechselt. Nur wer mich länger kennt, weiß mittlerweile, dass ich nicht nervös bin nur weil meine Beine wippen.

„Geht es dir gut?", fragte sie mich jedes Mal, wenn ich zu Wippen aufhörte.
Sie macht sich einfach Sorgen.
„Möchtest du jetzt was trinken?"
„Vielleicht eine Cola Light oder lieber etwas ohne Kohlensäure."
„Gut, ich gehe mal runter zu den Automaten und schau was ich dort finde."

Weitere Informationen zum Vorgang im Internet:
Seite: *http://de.wikipedia.org*
Suche nach: *Restless-Legs-Syndrom*

Draußen vor dem Zimmer war zwar ein Wasserspender, aber weder Melanie noch ich würden davon trinken, wenn es nicht unbedingt sein muss. Solche Geräte sind als Sammelstellen für Bakterien und Keime verschrien und da vergeht uns beiden der Appetit. Melanie verließ das Zimmer und mir viel plötzlich auf, dass mein Mund schmerzte. Eigentlich war es vielmehr im Mund bzw. genauer, die untere Lippe. Ich fuhr mit meiner Zunge hin und her um zu ertasten was denn da so schmerzte. Die Lippe war über die ganze Länge offen und schon alleine das Abtasten mit der Zunge tat weh.

„Schade, die Operation bzw. die Wunden schmerzen nicht, dafür scheint man nicht allzu geschickt mit dem Tubus zu sein", dachte ich mir.

Es ist natürlich reine Spekulation, dass die offene Unterlippe vom Einführen des Tubus kommt, aber etwas anderes konnte ich mir nicht vorstellen. Es machte aus meiner Sicht Sinn, dass man den Tubus zu fest auf meine Unterlippe und damit meine unteren Schneidezähne ins Fleisch gedrückt hatte.

„Egal, es gibt Schlimmeres. Gut das es nur die offene Unterlippe ist", munterte ich mich auf.

Jeder weiß wie lange es dauert, bis eine Wunde im Mund sich wieder schließt.

Das geht meist nicht von heute auf morgen und man wird immer wieder daran erinnert. Beim Essen, Trinken, Zähneputzen und in diesem Fall sogar beim Sprechen. Der Mund war ziemlich trocken, daher spannte sich die feine Haut auf den Lippen und schmerzte bei jeder Bewegung. Ich fing an, regelmäßig über die Lippen zu lecken, was sicher ziemlich blöd aussah. Schmerzen, ist vielleicht übertrieben - es war auf jeden Fall unangenehm - und aus der Sicht danach, sogar das Unangenehmste an der ganzen Geschichte. Die Lippe würde mich also die nächsten Tage noch beschäftigen.

Weitere Informationen zum Vorgang im Internet:
Seite: *http://de.wikipedia.org*
Suche nach: *Endotrachealtubus*

Melanie kam mit zwei Flaschen zurück.
„Ich hab dir eine Cola Light und einen Orangensaft ohne Kohlensäure mitgebracht."
„Danke, das ist lieb von dir."
„Soll ich dir eine davon aufmachen?"
„Nein danke, noch nicht."
Ich fragte sie, ob sie mal nach meiner Lippe sehen könnte und ob es so aussah wie es sich anfühlte.
„Oh ja, die ist ganz schön offen. Ich hab leider nichts dabei um es auf die Wunde zu tun."
Melanie ist eine wandelnde Apotheke. Ich mache mich zwar gerne lustig darüber, trotzdem bin ich jedes Mal froh, wenn sie mir dann eine Kopfschmerztablette oder Immodium gibt. Für die Lippe hatte sie aber nichts dabei.
„Sollte ich sie ein wenig damit aufziehen? Lieber nicht."

Melanie tat sich die Strapazen schließlich ausschließlich für mich an. Sie hätte es sich auch einfach machen, und zu Hause bleiben können. Sie hatte nicht gut geschlafen und ich war froh, dass sie hier war und den ganzen langweiligen Tag mit mir verbrachte.

Als es Abend wurde, ging es mir kreislauftechnisch leider noch immer nicht sonderlich gut. Ich versuchte mich immer wieder aufzusetzen und auch im Zimmer herumzugehen, allerdings wurde mir immer wieder schwarz vor Augen und ich konnte das Gleichgewicht nur schwer halten.

„Das ist doch nicht normal. Deinem Bettnachbarn ging es gestern doch viel besser, oder?"

„Nicht wirklich. Er musste sich übergeben und sagte mir auch, dass sein Kreislauf verrücktspielte."

„Wenn es so bleibt, dann können wir morgen nicht mit dem Auto nach Hause fahren."

„Das stimmt, aber es wird sicher besser. Mein Bettnachbar sah am nächsten Tag auch wieder fit aus."

Die Ärztin hatte mir bei der letzten Voruntersuchung auf meine Frage, wo ich am besten parken könne, empfohlen, nicht mit dem Auto anzureisen.

„Nutzen Sie doch die öffentlichen Verkehrsmittel. Das ist hier in Nürnberg doch völlig unproblematisch."

„Mal sehen", entgegnete ich ihr, wohlwissend, dass sie gerne etwas Vernünftigeres gehört hätte.

Ich bin lange genug mit dem Zug gefahren und fühle mich mit dem Auto einfach unabhängiger. Trotzdem hätten wir nichts riskiert. Schließlich trage ich auch die Verantwortung für Melanie. Wir haben von vorne herein ausgemacht, dass wir uns für eine weitere Nacht ein Hotel suchen würden, wenn ich mich noch nicht fit für die Autofahrt nach München fühlte. Adi bot uns auch an, dass er uns abholen könnte. Wir würden morgen ja sehen, wie es mir geht.

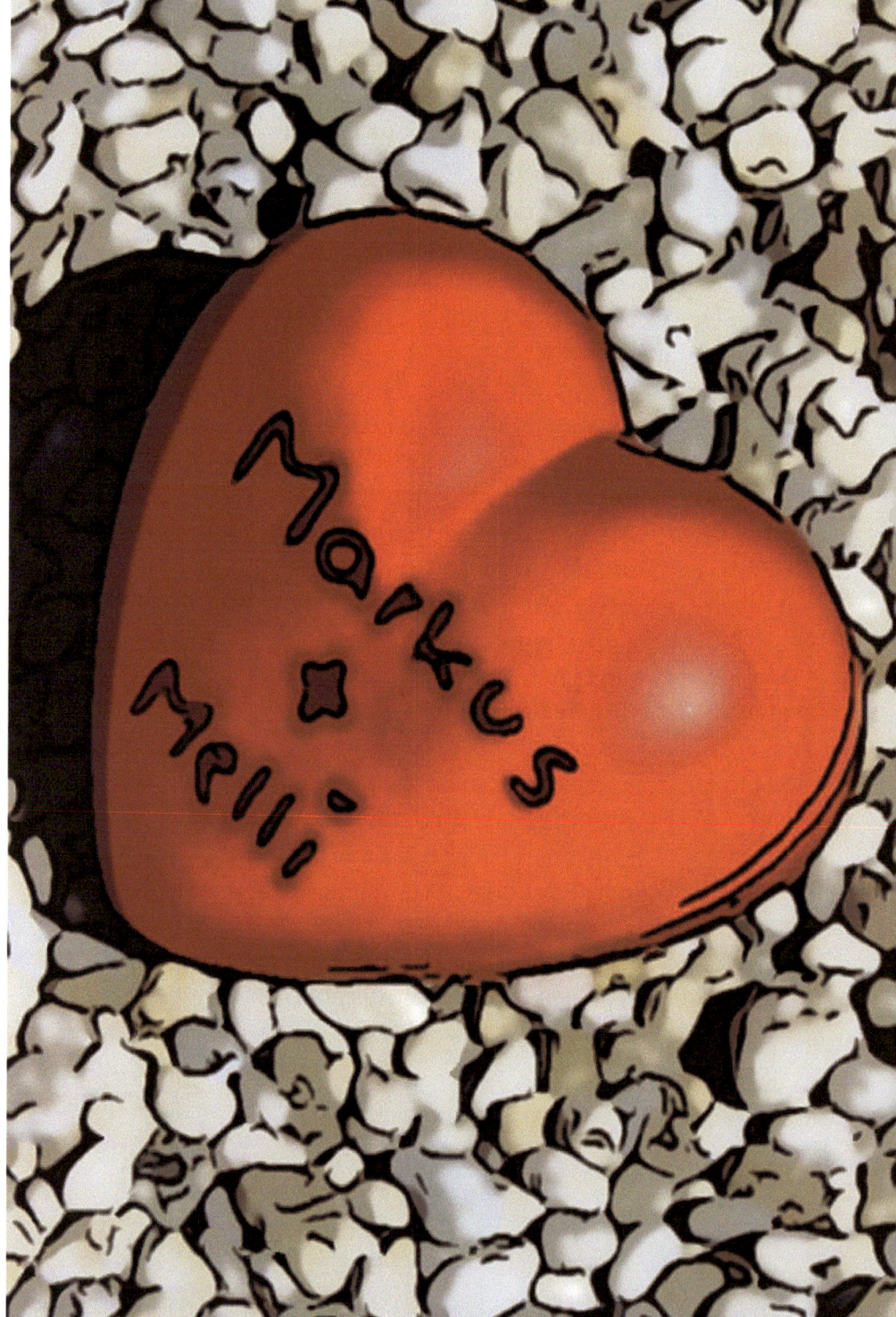

Ist Ihnen je aufgefallen, dass
„Ach, was soll's?"
immer die richtige Entscheidung ist?

- Marilyn Monroe

Noch einmal schlafen

Melanie fuhr an diesem Tag früher zurück ins Hotel. Mit mir war ohnehin nicht viel anzufangen, daher war es nachvollziehbar und völlig verständlich. Ich fühlte mich als hätte ich monatelang nicht geschlafen und war froh, wenn ich nur mit geschlossenen Augen daliegen konnte. Halb im Delirium tauchte dann ein Mann in weißem Kittel auf.

„Hallo, ich bin Doktor Weiß. Wie die zwei Farben. Wie geht es Ihnen?"

Jedes Mal wenn jemand weiß oder schwarz als Farbe bezeichnet muss ich an meine Lehrerin im Unterrichtsfach künstlerische Gestaltung denken.

„Schwarz und weiß sind keine Farben", predigte sie ständig.

Das bekomme ich wohl nie mehr aus dem Kopf.

„Mir geht es ganz gut, nur ein wenig schwindelig und die Lippe schmerzt."

„Und die Wunde?"

„Kein Problem - tut überhaupt nicht weh."

„Kann ich sie mir mal kurz ansehen?"

Ich legte mich auf die Seite damit er die Pflaster besser sehen konnte.

„Ja, die sehen gut aus - da nässt überhaupt nichts durch. Sie können Ihre normale Kleidung wieder anziehen, wenn Sie möchten."

„Das wäre super!", freute ich mich.

Den Kittel mit Po-Freiheit muss man wirklich mögen. Ich legte mich wieder auf den Rücken und Dr. Weiß fragte mich nach meinem Beruf.

Das ist meine Lieblingsfrage. Ich sage immer: „Ingenieur." Zu erklären was ich beruflich mache ist mir zu aufwendig auch wenn es keine Raketenwissenschaft ist.
„Dem Ingenieur ist nichts zu schwör", sagte er mir dann.
Ich hätte ihm jetzt sagen können, dass ich den Spruch ja noch nie gehört hätte (Achtung Sarkasmus), aber er wollte mich sicher nur aufmuntern. Kein Grund also, negativ zu reagieren.
Ich lächelte also nur und sagte: „Genau."

Er erzählte mir dann, dass Spenden manchmal ins Ausland gehen und er nannte auch einen Ort, allerdings war ich nicht ganz auf der Höhe und bekam nicht alles richtig mit. Ich sagte ihm nur, dass es mir völlig egal ist, wohin die Spende geht - ein Mensch ist ein Mensch - hier und dort. Er schaute mich an ohne etwas zu sagen - kurz hatte ich sogar das Gefühl, etwas Falsches gesagt zu haben. Dann verabschiedete er sich zügig und bedankte sich beim Hinausgehen.
„Ebenfalls danke", rief ich ihm nach.

Ich stand kurz auf, um mich umzuziehen. Das war wirklich eine Wohltat. Normale Klamotten. Ich legte mich wieder auf das Bett und musste schmunzeln. Ich hatte Notebook, Tablet und Handy dabei. Für den Fall, dass mir langweilig wurde, wollte ich noch einige Arbeiten korrigieren, Emails meiner Studenten beantworten und noch ein wenig an meiner eigenen Arbeit schreiben. Die Auswahl war groß. Fazit war jedoch, dass ich die komplette Hardware umsonst mitgeschleppt hatte. Ich habe zwar alles am ersten Tag brav aufgeladen, jedoch nichts davon benutzt. Die Zimmertüre ging erneut auf und eine Krankenschwester kam herein.

„Hallo, ich bin Melanie und die Nachtschwester. Bei Ihnen ist es ruhig, man hört überhaupt nichts von Ihnen. Ist alles ok?"

„Melanie, den Namen kann ich mir schon einmal gut merken", dachte ich mir. „Ich habe keine Schmerzen von der Operation, aber mir ist übel und schwindelig. Aufstehen klappt noch nicht besonders gut."

„Das ist aber komisch und sollte nicht so sein."

„Ich schwitze ziemlich stark und habe gestern und heute kaum etwas getrunken - mir ist einfach zu schlecht."

„Brauchen Sie noch eine Infusion?"

„Ich bin kein Arzt, aber wenn Sie glauben, dass mir die Infusion auf die Beine hilft, dann unbedingt."

Schwester Melanie verließ das Zimmer um eine Infusion zu holen.

„So, das ist jetzt ein Liter Wasser. Wir stellen auf maximale Tropfgeschwindigkeit, das kann ruhig so schnell wie möglich hineinfließen."

Erst wollte es nicht so gut klappen, doch dann fing es immer schneller und schneller an zu tropfen. Die Finger an der Hand, in welche ich die Infusion bekam waren steif und dick. Das war anscheinend normal. Melanie wollte mir nach der Operation meinen Ring zurückgeben, allerdings passte er leider noch nicht auf meinen Finger. Der war nicht nur ein bisschen, sondern viel zu dick. Nach der Infusion ging es mir schlagartig besser. Ich war wie ausgewechselt. Aufstehen klappte hervorragend und ich konnte auch ohne Probleme im Zimmer herumspazieren. Das tat ich dann auch. Ich aß eine Semmel mit Käse vom Abendmenü und rief dann noch Melanie an.

„Hallo Schatz, mir geht's schon viel besser. Ich hab eine Infusion erhalten und plötzlich war alles wieder gut. Jetzt gehe ich im Zimmer herum und morgen wird es sicher noch besser sein."

„Super, das freut mich. Setz dich aber nicht unter Druck!"

„Mach ich nicht. Wir machen alles wie besprochen. Wenn es geht, dann gut - wenn nicht, dann eben noch nicht."

Die Schwester kam noch einmal herein, um meine Pflaster zu wechseln.

„Ich würde vorschlagen Sie duschen noch, weichen damit die Pflaster auf und dann wechseln wir sie."

„Gut, ich geh gleich in die Dusche, kann ich sie dann rufen?"

An den Betten gibt es ja diese netten Schwesternrufknöpfe. Bis jetzt hatte ich den noch nicht benutzt - mir ging es ja gut.

„Ja, rufen Sie mich ruhig."

Ich ging also unter die Dusche.

„Das letzte Mal hier duschen", freute ich mich innerlich.

Hinein in die Jogginghose und den Schwesternruf gedrückt. Kurz darauf ging die Türe auf und eine andere Schwester stand vor mir. Sie war ein wenig verwundert, weil ich nicht im Bett lag, sondern gerade meine Sachen packte. Ich dachte mir, dass ich dann in der Früh nur aufstehe meine Zähne putze und ab ins Hotel düse.

„Was gibt's, warum haben Sie gedrückt?"

„Ich habe mit Schwester Melanie ausgemacht, dass ich sie rufe, wenn ich mit dem Duschen fertig bin. Sie wollte die Pflaster wechseln."

„Ach so, dann zeigen Sie mal her."

Ich ging zu ihr, drehte ihr meinen Rücken zu und zog meine Hose ein wenig runter.

„Ah ja, ist kein Blut oder Wundflüssigkeit durchgedrungen."

Sie wechselte die speziellen Pflaster mit Einsatz gegen normale Pflaster. Da die Wunden nicht genäht oder verschlossen werden, benutzt man Pflaster mit Einsatz. Dieser Einsatz drückt auf die Wunde, um sie verschlossen zu halten bzw. beim Verschließen zu unterstützen.

„Brauchen Sie noch Pflaster für zu Hause?"

„Wie lange soll ich denn noch welche benutzen?"

„Das sind dann die Letzten."

Sie gab mir noch zwei Pflaster mit und ich packte auch diese gleich in die Tasche. Schwester Melanie kam später noch ein letztes Mal ins Zimmer, um zu fragen wie es mir geht.

„Seit der letzten Infusion viel besser - kein Vergleich mehr. Das war wirklich eine gute Entscheidung! Danke."

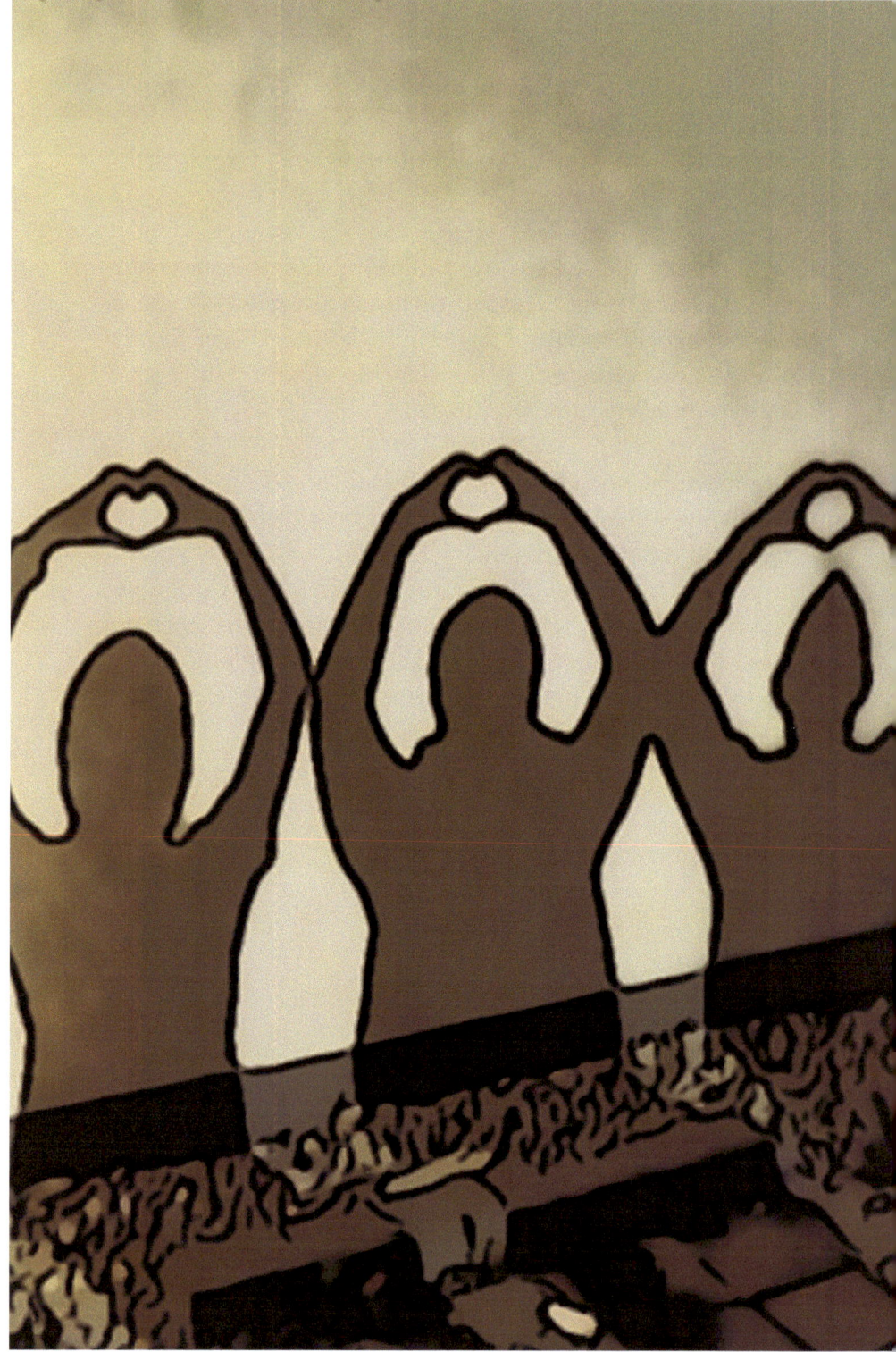

Leute, die auf Rosen gebettet sind, verraten sich dadurch, dass sie immerzu über die Dornen jammern.

- Francoise Sagan

Ab nach Hause

Die letzte Nacht hatte ich schon besser geschlafen. Natürlich war das Bett nicht gemütlicher geworden und knarzte noch immer, aber die Aussicht auf das heimische Bett und dass ich am nächsten Morgen nicht gleich operiert werden sollte, ließen mich einfach ruhiger schlafen. Gegen 7:oo wurde mir mitgeteilt, dass ich das Krankenhaus verlassen darf, wenn ich möchte. Das tat ich dann auch so schnell wie möglich. Ich nahm mir noch eine Semmel vom Frühstücksteller und ging mit meiner Tasche zu den Schwestern, um Bescheid zu geben, dass ich gehen würde. Dort gab man mir noch einen Brief mit und wir verabschiedeten uns kurz und bündig.

„Mann ist meine Tasche schwer. Gut, dass ich alle möglichen Elektrogeräte dabei hatte", ging es mir durch den Kopf.

Diesmal war kein Taxi direkt am Gebäude, daher ging ich raus vor das Krankenhausgelände - dort war ein Taxistand. Das erste Taxi war ein Bus, also ging ich zum Zweiten. Der Bus würde ja schließlich nicht für eine Person alleine fahren - dachte ich mir. Ich bückte mich zum Fenster und fragte den Taxifahrer ob er mich zum Hotel fahren würde.

„Fährt das Erste Taxi vorne nicht?", fragte er mich verwundert.

„Ich hab nicht gefragt - das ist doch ein Bus und ich bin nur ein einzelner Fahrgast."

„Das macht nichts."

Ich bin also wieder nach vorne gegangen und fragte den Fahrer ob er mich zum Best Western Hotel fahren könnte.

„Best Western? Das kenne ich nicht. Sind Sie sicher, dass das Hotel so heißt. Wo soll das denn sein?"

„Am Hauptbahnhof."

„Nein, sagt mir nichts."

„Das ist kein Problem. Ich suche Ihnen mal schnell die Straße raus."

Ich hatte mir ja zuvor alle Anschriften und Telefonnummern per Email auf mein Handy geschickt.

„Allersberger Straße 34."

„Ach so, dann weiß ich was Sie meinen."

Ich stieg in das Taxi und wir fuhren los. Ich erklärte ihm kurz warum ich zuerst nach hinten zum anderen Taxi gegangen war, aber er nahm das ohnehin nicht persönlich.

„Was steht eigentlich im Brief?", fragte ich mich.

Ich holte ihn aus meiner Jackentasche und öffnete ihn. Es waren die Unterlagen für meinen Hausarzt. Er soll nach vier Wochen nochmal einen Bluttest machen und prüfen ob alles in Ordnung ist. Das Immunsystem ist nach der Entnahme leicht geschwächt und auf Sport soll man auch eine Weile verzichten. Über die Dauer gab es unterschiedliche Aussagen, aber ich glaube, da sollte jeder in sich selbst hinein hören. Auf jeden Fall die erste Woche nach der Operation keinen Sport und dann vielleicht wieder langsam anfangen. Auf der Fahrt zum Hotel standen wir ziemlich lange an einer roten Ampel. Der Gegenverkehr fuhr, nur wir standen. Plötzlich fuhr der weiße Golf neben uns einfach los und hätte fast einen Unfall mit einem Linksabbieger verursacht. Zehn Sekunden später schaltete die Ampel auf Grün, und wir trafen den weißen Golf an der nächsten roten Ampel stehend wieder an. Ich schrieb Melanie noch, dass ich losfahre und bald im Hotel bin.

Als ich beim Hotel ankam, stand Melanie bereits vor der Türe, um mich zu begrüßen. Ich zahlte, verlangte wie immer eine Quittung für die DKMS und gab noch ein wenig Trinkgeld. Melanie und ich nahmen uns kurz in die Arme und drückten uns. Der Autoschlüssel war bei ihr, daher hatte sie schon gepackt und wir konnten direkt losfahren.

„Wie geht es dir? Bist du sicher, dass du fahren kannst?"
„Mir geht es super, eigentlich gut, aber würde die Lippe nicht so schmerzen, dann ginge es mir wirklich super. Wir fahren einfach gemütlich los, machen mehrere Stopps und dann sehen wir schon."
Melanie war einverstanden, wir gingen durch das Hotel zum Auto und fuhren vom Hinterhof.
„Liebe Grüße von meinen Eltern, sie sind stolz auf dich."
„Danke, das ist lieb."
„Ich hab auch noch einmal deinen Eltern Bescheid gegeben und ihnen gesagt, dass du dich noch bei ihnen meldest."

Melanie hielt während der drei Tage mit Allen Kontakt. Auf der Hälfte der Strecke fuhren wir dann auf eine größere Raststation. Wir holten Kekse und etwas zu trinken.
„Geht es bei dir noch?"
„Es ist überhaupt kein Problem. Die Lippe nervt, die Beine kribbeln ein wenig aber ich habe keine Schmerzen wegen der Operation."

Wir entschieden uns weiterzufahren und kamen gut zu Hause an. Unser Kater Charly, der uns vor zwei Jahren zu meinem Geburtstag zugelaufen war, begrüßte uns erst einmal nicht. Darüber hatten wir schon spekuliert. Er war beleidigt. Das nette an der Sache ist aber, dass er es nicht lange aushält und dann doch kommt. Damit war die „Operation Lebensrettung" für uns eigentlich abgeschlossen.

„Wie fühlt man sich wenn man ein Menschenleben gerettet hat?", fragt Melanie.

„Ich fühle mich nicht wie ein Held oder so. Wir wissen ja nicht, ob es etwas gebracht hat. Es besteht auch die Möglichkeit, dass es umsonst war. Trotzdem gibt es mir ein Gefühl von Stärke - du weißt, dass du zum ersten Mal im Leben etwas wirklich Hilfreiches gemacht hast - ohne zu zweifeln."

Beim Auspacken meiner Sachen, stellte ich dann fest, dass ich mein Ladegerät im Krankenhaus liegen lassen habe. Die netten Schwestern hatten mir sogar schon auf meine Mailbox gesprochen. Ich rief zurück und bestätigte, dass es mein Ladegerät ist.

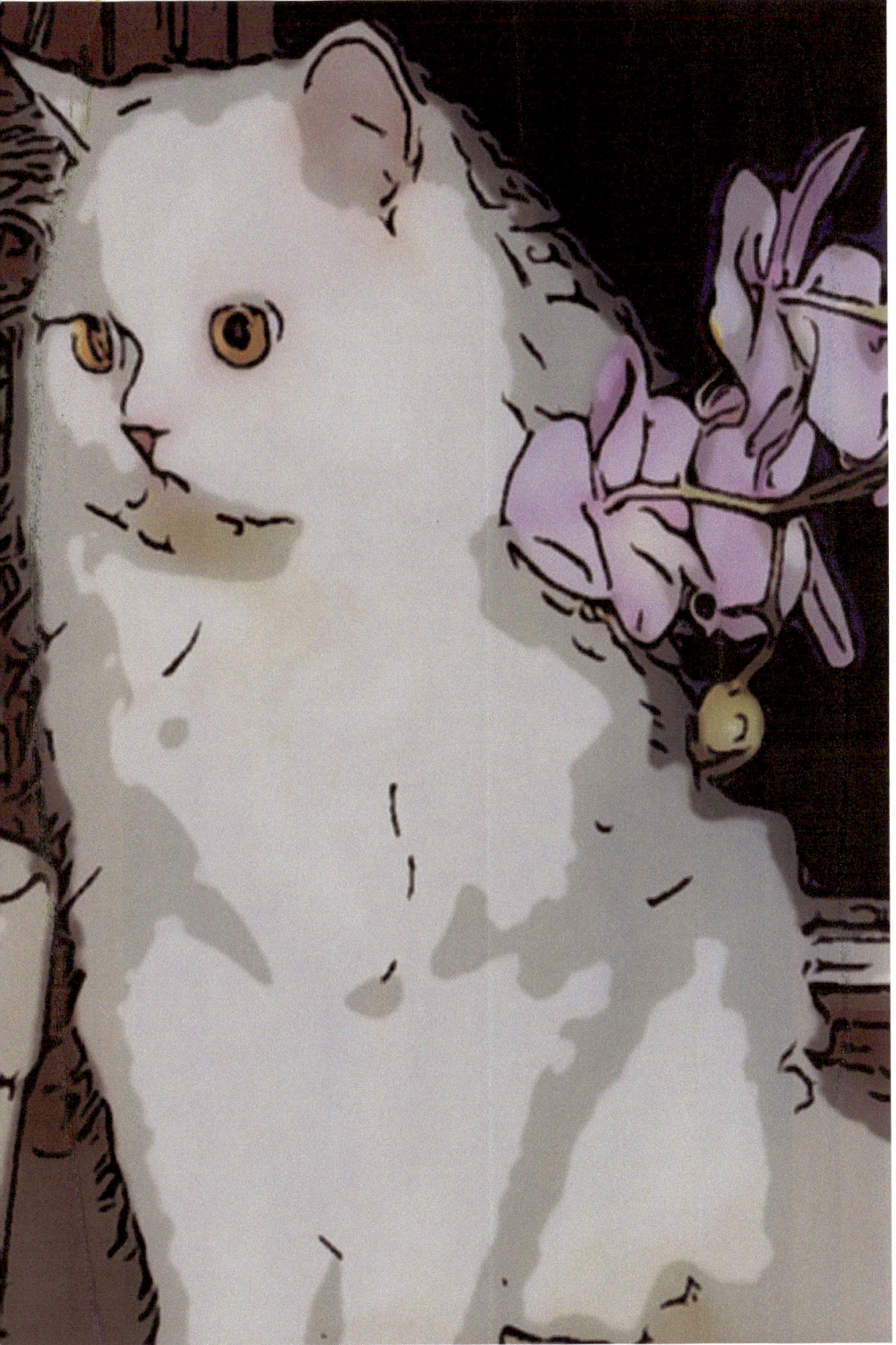

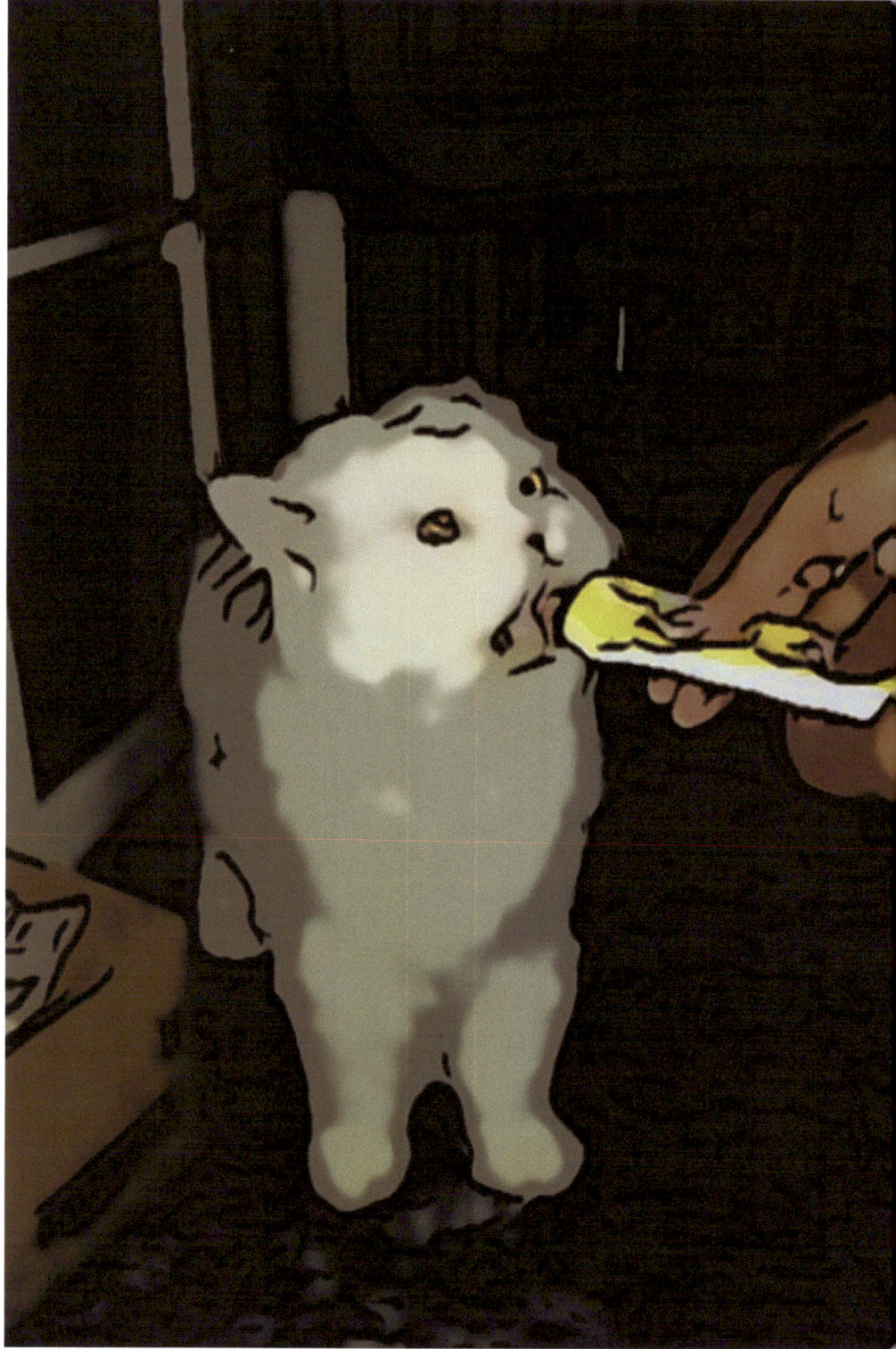

Am nächsten Tag kam es dann mit der Post. Bei Treffen und Telefonaten mit der Familie erzählte ich dann immer wieder, wie harmlos der Eingriff ist und dass bis auf das Pendeln und die schmerzende Unterlippe alles nicht der Rede wert ist. Zurück in der Arbeit fragten mich meine Kollegen wie der Urlaub war. Wem möchte ich erzählen, dass ich beim Knochenmarkspenden war und wem nicht? Aber ist das wirklich Vertrauenssache, denn eigentlich ist es gut, darüber zu sprechen und den Leuten auch zu erzählen, wie harmlos das Ganze ist. Meine Zurückhaltung und Bescheidenheit macht mir jedoch immer wieder einen Strich durch die Rechnung und ich sage daher nur:

„Ich war nicht im Urlaub sondern im Krankenhaus."

„Was Ernstes?"

„Nein, ein geplanter Eingriff."

Zur Wahrscheinlichkeit gehört auch, dass das Unwahrscheinliche eintreten kann.

- Aristoteles

Tag x nach der Operation

In den Fällen, in welchen Melanie dabei war, ist es immer ein wenig anders gelaufen. Sie ging gleich dazwischen und sagte: „Er hat Knochenmark gespendet."

Dann gingen erst einmal die Fragen und Erklärungen wieder los.

„Warum sagst du den Leuten nicht, dass du Knochenmark gespendet hast. Das ist nichts Schlechtes und je mehr Werbung dafür gemacht wird, desto besser."

Ich würde das Gleiche zu ihr sagen, nur bei mir selbst klappt es nicht so gut. Für mich ist es noch ein Gefühl des Prahlens und das gefällt mir nicht.

„Heute hat die DMKS versucht, mich zu erreichen - ich war aber in einer Besprechung. Frau Spindler hat mir aufs Band gesprochen und gesagt, dass sie mal nachfragen wollte wie es mir geht und mir einige Informationen zum Empfänger geben würde."

„Schade, hoffentlich ruft sie morgen noch einmal an", sagte Melanie enttäuscht.

Ich weiß nicht, wer mehr wissen wollte, wer der Empfänger ist und von wo er kam. Frau Spindler rief am nächsten Tag wieder zur selben Uhrzeit an, nur leider hörte ich es diesmal nicht. Am dritten Tag ließ ich mein Handy laut neben mir, doch da kam dann kein Anruf mehr. Eine Woche darauf rief ich sie dann an.

„Hallo Frau Spindler, Sie haben mich angerufen und mir aufs Band gesprochen."

„Ja stimmt. Ich wollte Sie fragen wie es Ihnen denn geht? Irgendwelche Beschwerden oder Schmerzen?"

„Weder noch. Ich habe wegen der Operation überhaupt keine Schmerzen und die Wunden sind schon fast nicht mehr zu sehen. Beschwerden habe ich auch keine. Das Personal in Nürnberg hat sich gut um mich gekümmert."

„Das freut mich zu hören. Möchten Sie denn wissen wohin Ihre Spende gegangen ist?"

„Ja, gerne."

„Sie haben an ein 14 jähriges Mädchen in Brasilien gespendet. Das Mädchen kann ab jetzt einen anonymen Brief über die DKMS an Sie schicken und Sie können das Gleiche tun. Wir erkundigen uns nach ca. drei bis vier Monaten noch einmal nach dem Mädchen und geben Ihnen dann wieder Bescheid. Nach einer Frist von zwei Jahren können sie sich auch direkt kontaktieren, wenn beide Seiten das wollen. Würden Sie denn für das Mädchen gegebenenfalls noch einmal Spenden?"

„Die Frage ist fies, so wenige Tage nach der Spende." Ich überlegte kurz und sagte dann: „Ja, würde ich."

„Sie werden von der DKMS zwei Jahre lang für andere Empfänger gesperrt und können damit die nächsten zwei Jahre nur für das Mädchen spenden. Danach sind Sie auch wieder für andere Empfänger sichtbar. Das machen wir um unsere Spender ein wenig zu schützen. Haben Sie noch Fragen und Anregungen?"

„Ja, es würde mir wesentlich einfacher fallen, wenn Sie den Eingriff auch in Bayern beziehungs-weise in Gauting anbieten würden."

Sie sagte mir noch einmal, dass die DKMS momentan nur spärlich in Bayern vertreten ist und dass das momentan nicht zu ändern sei. Ansonsten bleibt mir nur noch eine andere Spenderdatei auszuwählen - aber das ist jetzt natürlich nicht die Empfehlung von Frau Spindler. Übrigens, den DKMS Ansteckpin habe ich nachträglich eingefordert und innerhalb weniger Tage per Post erhalten. Nicht das es überlebenswichtig wäre, aber ich mag solche Pins.

Wenn ich mich mit Freunden und vertrauten Kollegen über den Eingriff unterhalte, dann stelle ich meist ähnlich Reaktionen fest. Man bewundert mich für meine Tapferkeit, denn schließlich ist es ein schmerzhafter und riskanter Eingriff, bei welchem man sogar sein eigenes Leben aufs Spiel setzt. Daher möchte ich dieses Vorurteil und die Angst der Knochenmarkspende zum Schluss noch aus dem Weg räumen. Es ist kein komplizierter Eingriff, ich hatte keine Schmerzen (die Lippe ausgenommen), mein Leben war zu keiner Zeit in Gefahr.

Wenn diese Fakten mehr Leuten bekannt wäre, dann würden sie sich sicher auch eher registrieren lassen. Man kann viel über die Schicksale und gut oder schlecht ausgegangenen Geschichten lesen und im Internet finden. Das es aber eigentlich keine große Sache und mit kaum bis keinen Schmerzen verbunden ist, darüber habe ich im Vorfeld nichts gefunden.

Wer andere kennt, ist klug.
Wer sich selber kennt, ist erleuchtet.

- Lao Tzu

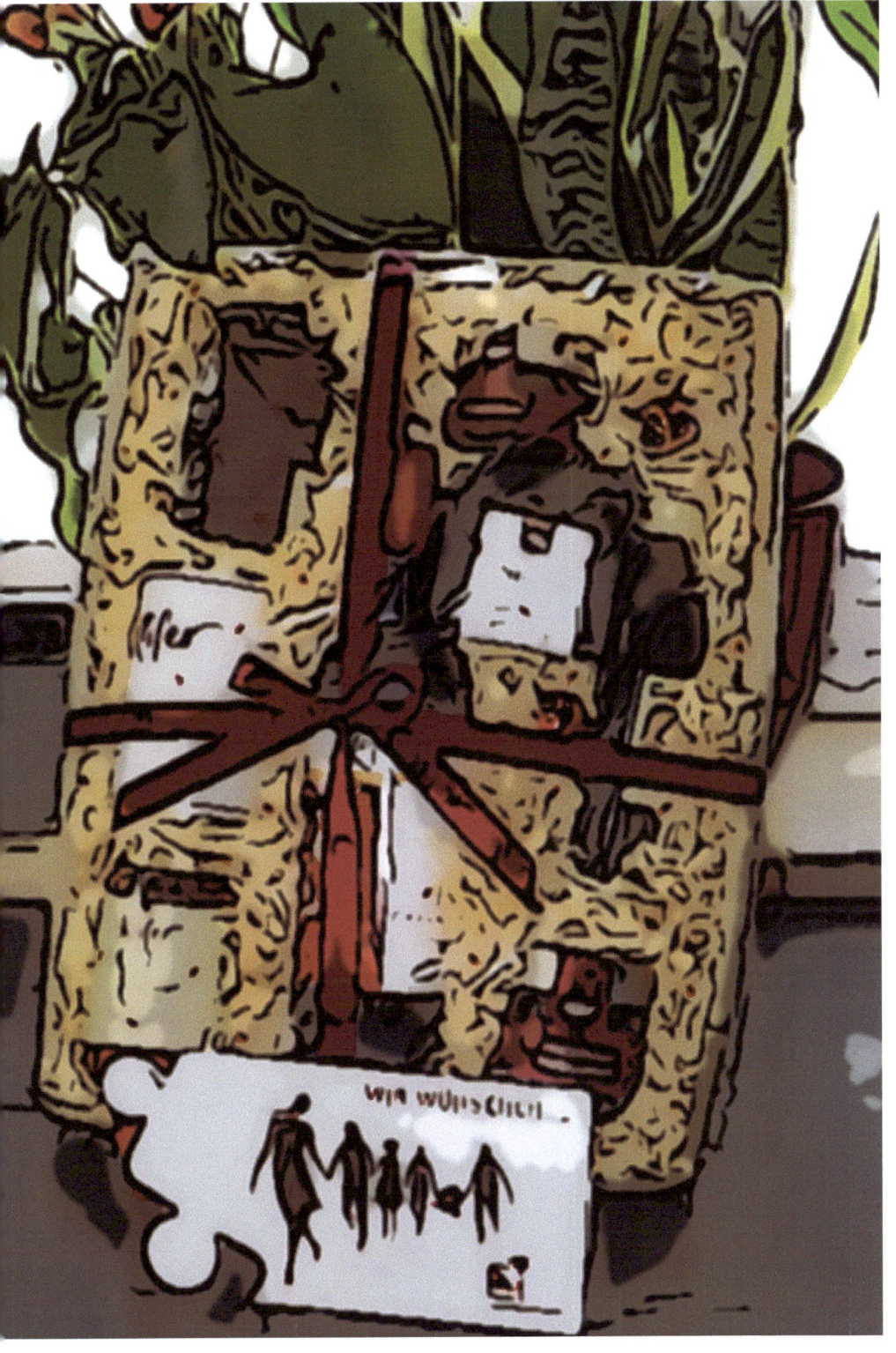

Drei Wochen nach meiner Knochenmarkspende erhielt ich völlig unerwartet ein Paket von der DKMS. Darin waren ein Geschenkkorb von Feinkost Käfer mit lauter Köstlichkeiten und eine Karte enthalten. Ih der Karte stand:

Wir wünschen ...
... alles Gute und einen großen Appetit!

Mit diesem Fitnesskorb möchte die DKMS Ihnen ganz herzlich für Ihre Lebensspende danken.

Ihr DKMS-Team

Am 13.12.2012 erhielt ich ein Schreiben von der DKMS – meiner neuen Blutsschwester geht es zurzeit bereits wieder besser. Das ist eine wirklich gute Nachricht und erinnert mich wieder daran, was wichtig und was unwichtig ist!

Abschließend meine Erfahrungen mit der DKMS: Überwiegend positiv, aber leider auch ein fader Nachgeschmack.

Zu aller Erst möchte ich die gute Organisation, Unterstützung und Abwicklung hervorheben. Ich möchte jedoch auch meine anderen Erfahrungen teilen. Darüber, dass die DKMS keine Partnerkrankenhäuser in München und Umgebung zur Verfügung hat und ein Wechsel zu einem anderen Verein nicht möglich ist.

Dazu kommt leider noch, dass die Prüfung meines Taschenbuchs durch die Rechtsabteilung DKMS Monate gedauert hat und ich zwei Bilder (eigentlich Werbung für die DKMS) aus dem Taschenbuch entfernen musste. Außerdem hat man mir „Werbung über Facebook" schriftlich zugesagt - jedoch jetzt nachdem das Werk fertig ist, reagiert man auch auf mehrfache Nachfragen nicht mehr. Da bleibt einfach ein fader Nachgeschmack ...